妇产科护理门诊手册系列

妇科内分泌护理

主　编　陈丽萍

副主编　邓美莲　张宇宏

编　者（以姓氏笔画为序）

邓美莲　邓惠群　邓燕红　朱　丹　伍芳珍

刘　贞　刘　睿　许　培　张宇宏　陈　云

陈丽萍　单冬红　梁　祝　谭建梨　潘悦健

人民卫生出版社
·北京·

图书在版编目（CIP）数据

妇科内分泌护理 / 陈丽萍主编 . —北京：人民卫生出版社，2024.4

（妇产科护理门诊手册系列）

ISBN 978-7-117-36255-9

Ⅰ. ①妇… Ⅱ. ①陈… Ⅲ. ①妇科病–内分泌病–护理 Ⅳ. ①R473.58

中国国家版本馆 CIP 数据核字（2024）第 085565 号

人卫智网	**www.ipmph.com**	医学教育、学术、考试、健康，购书智慧智能综合服务平台
人卫官网	**www.pmph.com**	人卫官方资讯发布平台

妇科内分泌护理
Fuke Neifenmi Huli

主　　编：陈丽萍

出版发行：人民卫生出版社（中继线 010-59780011）

地　　址：北京市朝阳区潘家园南里 19 号

邮　　编：100021

E - mail：pmph @ pmph.com

购书热线：010-59787592　010-59787584　010-65264830

印　　刷：北京市艺辉印刷有限公司

经　　销：新华书店

开　　本：787 × 1092　1/32　　印张：8.5

字　　数：191 千字

版　　次：2024 年 4 月第 1 版

印　　次：2024 年 7 月第 1 次印刷

标准书号：ISBN 978-7-117-36255-9

定　　价：48.00 元

打击盗版举报电话：010-59787491　E-mail：WQ @ pmph.com

质量问题联系电话：010-59787234　E-mail：zhiliang @ pmph.com

数字融合服务电话：4001118166　E-mail：zengzhi @ pmph.com

序1

现代护理建立和发展初期,第一阶段主要是以疾病为中心的护理。一切医疗行为都围绕疾病进行,协助医生诊断和治疗疾病成为这一时期护理工作的基本特征,护理从属于医疗,护士是医生的助手。

此后的第二阶段是以患者为中心的护理,这一时期护理理论开始强调人是一个整体,护理已经发展成为一个专业,逐步形成自己的理论知识体系和具有专业特点的科学工作方法。护士的实践领域从单纯被动执行医嘱和执行护理技术操作,扩展到运用“护理程序”为患者提供全身心的整体护理,解决患者的健康问题,满足患者的健康需求,体现出更多的护理专业特色。同时,随着医学分科细化和新技术应用,护理工作专科化程度也在增加,出现了不同专科的专家型护士。

目前第三阶段是以人的健康为中心的护理,面临医学的进步和诊疗技术的不断发展、人民群众健康需求的不断增长,护理专业有了更广阔的视野和实践领域,成为一门与基础医学、临床医学、预防和康复医学、社会科学以及人文科学相关的综合应用学科。

考虑到护理工作已经从注重疾病、患者护理扩展到关注健康、提供生命健康全程护理，护理专业逐步向更高质量发展已经成为不可逆转的趋势。编写出版专科和专病护理人员专业书籍，对于加强专科护理人才队伍建设，提升专科护理人员能力，助力解决现阶段卫生健康事业高质量发展的迫切需求，非常必要和重要。

妇幼健康是健康中国的重要组成部分。妇女健康立足于女性全生命周期的健康管理，在其身心健康需求呈现多元化、层次化的特殊时期，为其设定相应的健康策略，并将各项措施和具体工作真正落到实处，让广大人民群众的获得感成色更足，幸福感更可持续，安全感更有保障，是女性健康医务工作者一直不懈努力的方向。以月经异常为主要表现的疾病，是影响广大女性身心健康的常见问题，针对月经专病门诊的医疗保健工作，除了医生提供相关疾病的诊疗服务外，也非常需要系统、全面、长期的健康管理，而这些工作都可以通过月经专病护理团队开展。

广州医科大学附属第三医院月经专病护理团队编写的这本《妇科内分泌护理》，源自其"一站式服务""个体化、阶段化、全面化"等专科护理特色服务理念，以及丰富的临床实践工作所积累的经验，真正体现了"女性全生命周期健康管理"的科学性、必要性、重要性及可行性。此书综合性和实用性强，指导措施具体全面，真正做到了将护理门诊的工作具体化、条理化、形象化和精细化，对于准备开展月经专病护理门诊建设,加强医疗和护理整体融合发展,提升护理团队能力的医疗保健机构,是一本不可多得的参考用书。衷心希望借助本书的出版和使用,助力全国各地的月经专病门诊护理工作蓬勃发展。

郑睿敏

中国疾病预防控制中心妇幼保健中心妇女保健部副主任

2024 年 4 月

序2

在中国，14~45岁女性饱受生殖内分泌疾病的困扰。随着生活节奏的加快、学习和工作压力的增大，该类疾病的患病率呈现升高的趋势，患者也越来越年轻化，严重影响女性群体的生殖健康水平。《"健康中国2030"规划纲要》强调要提高妇幼健康水平。从2020年开始，国家启动了全国的妇科内分泌专科建设工作，为女性健康保驾护航。

从青春期少女的生长发育，到性成熟期女性的妊娠分娩，再到绝经过渡期妇女的安全过渡，直至最后绝经后期老年女性的健康生活，都是妇科内分泌临床工作的管理重点，也是管理难点。怎么管好它？临床实践证明：三分医，七分护。由此可见妇科内分泌护理工作在管理内分泌疾病患者中的重要性，但目前，从事妇科内分泌护理的专科护士极少，我们迫切地需要更多的专科人才。

本书作为妇科内分泌护理门诊的规范化指导手册，从专业角度出发，详细阐述了妇科内分泌护理门诊的规章制度、工作流程，以及在临床上如何应用临床高雄激素、营养、发育、情绪、睡眠和运动等的常用评估指标，快速、全面评估内分泌患者的健康状态，系统地指导临床护士从饮食、运动、心理和睡眠等多个方面为不同阶段的内分泌疾病患者制订相应的护理计划及目标,对增强患者的自我保健意识和提高患者对疾病的认识水平,减少患者相关代谢性疾病、心理疾病及妊娠期并发症等具有重要意义。

这是我国第一本关于如何开展妇科内分泌护理门诊,如何从护理角度系统管理妇科内分泌疾病患者的专业书籍,希望各位同仁能有所收获,快速加入妇科内分泌管理的队伍,大家携手一起帮助全国上千万的内分泌疾病患者做好疾病管理,提高其生殖健康水平和生活质量,让其真正享有健康生活!

刘明星
广州医科大学附属第三医院妇产科门诊主任
2024 年 4 月

前　言

　　为深化医药卫生体制改革,以女性生命全周期健康需求为导向,树立和坚持"大妇幼、大健康"发展理念,推动"以治病为中心"向"以健康为中心"的转变,广州医科大学附属第三医院较早开设了妇科内分泌月经专病医疗门诊,妇科内分泌专科的护理门诊也同时开设,由专科护士全程负责评估患者的专科情况、建立专科病历,采用个案护理管理的方式对患者进行全面的健康指导及追踪随访,从而促进了诊疗计划的有效实施和疾病的转归,减少了相关并发症的发生,提高了患者的生殖健康水平和就诊满意度。

　　为让更多的同仁可以更好地服务于更广泛的女性患者,现将我院妇科内分泌护理门诊的开设与发展经验撰写成书。其内容主要包括:妇科内分泌基础知识的介绍;临床常用体征的全面评估;临床个案的具体实践;青春期、育龄期和围绝经期等不同时期的个体化健康管理方案;妇科内分泌护理门诊开诊所需的基本条件、规章制度、人员培训和申请流程等。既适合于妇科内分泌护理门诊的筹备者,也适用于致力于提高护理门诊质量的改革者。

　　一个团队一时的阅历和视野毕竟有限,书中难免会有不足之处。真诚地欢迎各位同仁不吝赐教,携手并进,为女性全生命周期的健康管理提供更全面、更专业的服务!

陈丽萍

2024 年 3 月

目　录

◎ 基　础　篇 ◎

◎ 实　践　篇 ◎

◎　制　　度　　篇　◎

基础篇

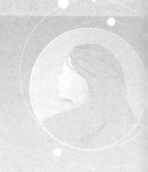

第一章 知识概述

全面、系统地学习女性生殖系统解剖及生理知识,是开展妇科内分泌专科护理工作的基础。

第一节 女性生殖系统解剖

一、女性外生殖器

女性外生殖器(external genitalia)指女性生殖器官的外露部分,位于两股内侧间,前为耻骨联合,后为会阴,包括阴阜、大阴唇、小阴唇、阴蒂和阴道前庭,统称为外阴(vulva)。

1. 阴阜(mons pubis) 为耻骨联合前方的皮肤隆起,皮下脂肪组织丰富。青春期该部位开始生长呈倒三角形分布的阴毛。阴毛的疏密和色泽存在种族和个体差异。

2. 大阴唇(labium majus) 为两股内侧一对纵行隆起的皮肤皱襞,自阴阜向后延伸至会阴。大阴唇外侧为皮肤,有色素沉着和阴毛,内含皮脂腺和汗腺;大阴唇内侧面湿润似黏膜。皮下为疏松结缔组织和脂肪组织,含丰富血管、淋巴管和神经,外伤后易形成血肿。未产妇女两侧大阴唇自然合拢,产后向两侧分开,绝经后大阴唇可萎缩。

3. 小阴唇(labium minus) 系位于两侧大阴唇内侧的一对薄皮肤皱襞。表面湿润,色褐,无毛,富含神经末梢。两侧小阴唇前端融合,并分为前后两叶,前叶形成阴蒂包皮,后叶形成阴蒂系带。大、小阴唇后端汇合,在正中线形成阴唇系带。

4. 阴蒂(clitoris)　位于两小阴唇顶端下方,部分被阴蒂包皮围绕,与男性阴茎同源,由海绵体构成,可勃起。阴蒂分为 3 部分,前为阴蒂头,暴露于外阴,富含神经末梢,为性反应器官;中为阴蒂体;后为两阴蒂脚,附着于两侧耻骨支上。

5. 阴道前庭(vaginal vestibule)　为一菱形区域,前为阴蒂,后为阴唇系带,两侧为小阴唇。阴道口与阴唇系带之间有一浅窝,称为阴道前庭窝(又称为舟状窝)。此区域内有以下结构。

(1)前庭球(vestibular bulb):又称为球海绵体,位于前庭两侧,由一对细长的勃起组织构成。其前端与阴蒂相接,后端膨大,与同侧前庭大腺相邻,表面被球海绵体肌覆盖。

(2)前庭大腺(major vestibular gland):又称为巴氏腺(Bartholin's gland),位于大阴唇后部,被球海绵体肌覆盖,如黄豆大,左右各一。腺管细长(1~2cm),向内侧开口于阴道前庭后方小阴唇与处女膜之间的沟内。性兴奋时,前庭大腺分泌黏液起润滑作用。正常情况下不能触及此腺,若腺管口闭塞,可形成前庭大腺囊肿或前庭大腺脓肿。

(3)尿道外口(external orifice of urethra):位于阴蒂头后下方,其后壁上有一对并列腺体,称为尿道旁腺。尿道旁腺开口小,容易有细菌潜伏。

(4)阴道口(vaginal orifice)及处女膜(hymen):阴道口位于尿道外口后方的前庭后部。其周缘有一层较薄的黏膜皱襞,称为处女膜,内含结缔组织、血管及神经末梢。处女膜多在中央有一孔,孔的形状和大小变异大,偶有呈筛状。处女膜可因性交或剧烈运动而破裂,并受分娩影响,产后仅留有处女膜痕。

二、内生殖器

女性内生殖器(internal genitalia)位于真骨盆内,包括阴道、子宫、输卵管和卵巢。

(一)阴道(vagina)

阴道是性交器官,也是月经血排出及胎儿娩出的通道。

1. 位置和形态 位于真骨盆下部中央,为一上宽下窄的管道,前壁长 7~9cm,与膀胱和尿道相邻;后壁长 10~12cm,与直肠贴近。上端包绕宫颈阴道部,下端开口于阴道前庭后部。宫颈与阴道间的圆周状隐窝称为阴道穹隆(vaginal fornix)。按其位置分为前、后、左、右 4 部分,其中后穹隆最深,与盆腔最低的直肠子宫陷凹紧密相邻,临床上可经此穿刺或引流。

2. 组织结构 阴道壁自内向外由黏膜、肌层和纤维组织膜构成。黏膜层由复层扁平上皮覆盖,无腺体,淡红色,有许多横行皱襞,有较大伸展性,受性激素影响有周期性变化。肌层由内环和外纵两层平滑肌构成,纤维组织膜与肌层紧密粘贴。阴道壁富有静脉丛,损伤后易出血,形成血肿。

(二)子宫(uterus)

子宫是孕育胚胎、胎儿和产生月经的器官。

1. 形态 子宫是有腔、壁厚的肌性器官,呈前后略扁的倒置梨形,重约 50g,长 7~8cm,宽 4~5cm,厚 2~3cm,容量约 5ml。子宫上部较宽,称为子宫体(corpus uteri),子宫体顶部称为子宫底(fundus uteri)。子宫底两侧称为子宫角(cornua uteri)。子宫下部较窄呈圆柱状,称为子宫颈(cervix uteri)。

子宫体与子宫颈的比例因年龄而异,女童期为1:2,成年妇女为2:1,老年期为1:1。

子宫腔(uterine cavity)为上宽下窄的三角形,两侧通输卵管,尖端朝下通宫颈管。子宫体与子宫颈之间形成最狭窄的部分,称为子宫峡部(isthmus uteri),在非妊娠期长约1cm,其上端因解剖上狭窄,称为解剖学内口;其下端因在此处子宫内膜转变为宫颈黏膜,称为组织学内口。妊娠期子宫峡部逐渐伸展变长,妊娠晚期可达7~10cm,形成子宫下段,成为软产道的一部分。子宫颈内腔呈梭形,称为子宫颈管(cervical canal),成年妇女长2.5~3.0cm,其下端称为子宫颈外口,通向阴道。子宫颈以阴道为界,分为上下两部,上部占子宫颈的2/3,两侧与子宫主韧带相连,称为子宫颈阴道上部;下部占子宫颈的1/3,伸入阴道内,称为子宫颈阴道部。未产妇的子宫颈外口呈圆形;经产妇受分娩影响形成横裂,将子宫颈分为前唇和后唇。

2. 组织结构 子宫体和子宫颈的组织结构不同。

(1)子宫体:子宫体壁由3层组织构成,由内向外分为子宫内膜层、肌层和浆膜层。

1)子宫内膜层:位于子宫腔与子宫肌层之间,无内膜下层组织。子宫内膜分为3层:致密层、海绵层和基底层。内膜表面2/3为致密层和海绵层,统称为功能层,受卵巢性激素影响,发生周期变化而脱落。基底层为靠近子宫肌层的1/3内膜,不受卵巢性激素影响,不发生周期变化。

2)子宫肌层:较厚,非妊娠时厚约0.8cm,由大量平滑肌束和少量弹力纤维组成,分为3层。内层肌纤维环行排列;中层肌纤维交叉排列;外层肌纤维纵行排列。子宫收缩时能压迫血管,有效地控制子宫出血。

3）子宫浆膜层：为覆盖宫底部及其前后面的脏腹膜。在子宫前面,近子宫峡部处的腹膜向前反折覆盖膀胱,形成膀胱子宫陷凹。在子宫后面,腹膜沿子宫壁向下,至子宫颈后方及阴道后穹隆再折向直肠,形成直肠子宫陷凹（rectouterine pouch）,也称道格拉斯陷凹（Douglas pouch）。

（2）子宫颈：主要由结缔组织构成,含少量平滑肌纤维、血管及弹力纤维。宫颈管黏膜为单层高柱状上皮,黏膜内腺体分泌碱性黏液,形成黏液栓堵塞子宫颈管。黏液栓成分及性状受性激素影响,发生周期性变化。子宫颈阴道部由复层扁平上皮覆盖,表面光滑。子宫颈外口柱状上皮与鳞状上皮交接处是宫颈癌的好发部位。

3. 位置 子宫位于盆腔中央,前为膀胱,后为直肠,下端接阴道；两侧有输卵管和卵巢。子宫底位于骨盆入口平面以下,子宫颈外口位于坐骨棘水平稍上方。当膀胱空虚时,成人子宫的位置呈轻度前倾前屈位,主要靠子宫韧带及骨盆肌和筋膜支托。

4. 子宫韧带 共有 4 对。

（1）子宫圆韧带（round ligament of uterus）：因呈圆索状得名,由平滑肌和结缔组织构成,全长 10~12cm。起自子宫角的前面、输卵管近端的稍下方,在阔韧带前叶的覆盖下向前外侧走行,到达两侧骨盆侧壁后,经腹股沟管止于大阴唇前端。子宫圆韧带有维持子宫呈前倾位置的作用。

（2）子宫阔韧带（broad ligament of uterus）：位于子宫两侧呈翼状的双层腹膜皱襞,由覆盖子宫前后壁的腹膜自子宫侧缘向两侧延伸达盆壁而成,能够限制子宫向两侧倾斜。阔韧带有前后两叶,其上缘游离,内 2/3 部包裹输卵管（伞部无腹膜遮盖）,外 1/3 部移行为骨盆漏斗韧带（infundibulopelvic ligament）或称为卵巢悬韧带（suspensory ligament of ovary），卵巢动静脉由此穿行。卵巢内侧与子宫角之间的阔韧带稍增厚，称为卵巢固有韧带或卵巢韧带。卵巢与子宫阔韧带后叶相接处称为卵巢系膜。输卵管以下、卵巢附着处以上的子宫阔韧带称为输卵管系膜，内含中肾管遗迹。在子宫体两侧的子宫阔韧带中有丰富的血管、神经、淋巴管及大量疏松结缔组织，称为宫旁组织。子宫动静脉和输尿管均从子宫阔韧带基底部穿过。

（3）子宫主韧带（cardinal ligament of uterus）：又称子宫颈横韧带。在子宫阔韧带的下部，横行于宫颈两侧和骨盆侧壁之间，为一对坚韧的平滑肌和结缔组织纤维束，是固定宫颈位置、防止子宫下垂的主要结构。

（4）子宫骶韧带（uterosacral ligament）：起自子宫体、子宫颈交界处后面的上侧方，向两侧绕过直肠到达第2、3骶椎前面的筋膜。韧带含平滑肌和结缔组织，外覆腹膜，短厚有力，向后向上牵引宫颈，维持子宫前倾位置。

上述韧带、盆底肌及其筋膜薄弱或受损伤，可以导致子宫脱垂。

（三）输卵管（fallopian tube）

输卵管为一对细长而弯曲的肌性管道，位于子宫阔韧带上缘内，内侧与子宫角相连通，外端游离呈伞状，与卵巢相近。全长8~14cm，是精子和卵子相遇受精的场所，也是向子宫腔运送受精卵的通道。根据输卵管的形态，由内向外分为4部分。

1. 输卵管间质部（interstitial portion of fallopian tube）潜行于子宫壁内的部分，长约1cm，管腔最窄。

2. 输卵管峡部（isthmic portion of fallopian tube） 在间质部外侧，细而较直，管腔较窄，长2~3cm。

3. 输卵管壶腹部（ampulla portion of fallopian tube） 在峡部外侧,壁薄,管腔宽大且弯曲,长 5~8cm,内含丰富皱襞。

4. 输卵管伞部（fimbrial portion of fallopian tube） 在输卵管最外侧端,长 1~1.5cm,开口于腹腔,开口处有许多指状突起,有拾卵作用。

输卵管由 3 层构成:外层为浆膜层,为腹膜的一部分;中层为平滑肌层,该层肌肉的收缩有协助拾卵、运送受精卵及阻止经血逆流和子宫腔内感染向腹腔内扩散的作用;内层为黏膜层,由单层高柱状上皮覆盖。上皮细胞分为纤毛细胞、无纤毛细胞、楔状细胞和未分化细胞 4 种。纤毛细胞的纤毛摆动,能协助运送卵子;无纤毛细胞有分泌作用,又称分泌细胞;楔状细胞可能是无纤毛细胞的前身;未分化细胞又称游走细胞,是上皮的储备细胞。输卵管肌肉的收缩和黏膜上皮细胞的形态、分泌及纤毛摆动,均受性激素的影响而有周期性变化。

（四）卵巢（ovary）

卵巢为一对扁椭圆形的性腺,由外侧的骨盆漏斗韧带和内侧的卵巢固有韧带悬于盆壁与子宫之间,借卵巢系膜与子宫阔韧带相连。卵巢前缘中部有卵巢门,神经血管通过骨盆漏斗韧带经卵巢系膜在此出入卵巢;卵巢后缘游离。卵巢的大小、形状随年龄大小而有所差异。青春期前卵巢表面光滑,青春期开始排卵后,表面逐渐凹凸不平,成年女性卵巢大小约 4cm×3cm×1cm,重 5~6g,灰白色;绝经后卵巢变小变硬,阴道检查不易触到,卵巢有生殖和内分泌作用。

卵巢表面无腹膜,由单层立方上皮覆盖,称为生发上皮。上皮的深面有一层致密纤维组织,称为卵巢白膜,再往内为卵巢实质,又分为外层的皮质和内层的髓质。皮质是卵巢的主体,由大小不等的各级发育卵泡、黄体及其退化形成的残余结构及间质组织组成；髓质由疏松结缔组织及丰富的血管、神经、淋巴管以及少量与卵巢韧带相延续的平滑肌纤维构成。

三、邻近器官

女性生殖器官与尿道、膀胱、输尿管、直肠及阑尾相邻。当女性生殖器官出现病变时，能够累及邻近器官。

1. 尿道（urethra） 为一肌性管道，始于膀胱三角尖端，穿过泌尿生殖膈，终于阴道前庭部的尿道外口，长 4~5cm，直径约 0.6cm。由于女性尿道短而直，与阴道邻近，容易引起泌尿系统感染。

2. 膀胱（urinary bladder） 为一囊状肌性器官。排空的膀胱位于耻骨联合和子宫之间，膀胱充盈时可凸向盆腔甚至腹腔。膀胱底部与宫颈及阴道前壁相连，其间组织疏松，盆底肌肉及其筋膜受损时，膀胱与尿道可随宫颈及阴道前壁一并脱出。

3. 输尿管（ureter） 为一对圆索状肌性管道，管壁厚 1mm，由黏膜、肌层和外膜构成。全长约 30cm，粗细不一，内径最细 3~4mm，最粗 7~8mm。起自肾盂，在腹膜后沿腰大肌前面偏中线侧下行（腰段）；在骶髂关节处跨髂外动脉起点的前方进入骨盆腔（盆段），并继续在腹膜后沿髂内动脉下行，到达子宫阔韧带基底部向前内方行，在子宫颈部外侧约 2.0cm，于子宫动脉下方穿过，在位于子宫颈阴道上部的外侧 1.5~2.0cm 处，斜向前内穿越输尿管隧道进入膀胱。在输尿管走行过程中，支配肾、卵巢、子宫及膀胱的血管在其周围分支并相互吻合，形成丰富的血管丛营养输尿管。

4. 直肠（rectum） 位于盆腔后部，上接乙状结肠，下接肛管，前为子宫及阴道，后为骶骨，全长 15~20cm。直肠前面与阴道后壁相连,盆底肌肉与筋膜受损伤,常与阴道后壁一并脱出。肛管长 2~3cm,借会阴体与阴道下段分开,阴道分娩时应保护会阴,避免损伤肛管。

5. 阑尾(vermiform appendix) 形似蚯蚓,通常位于右髂窝内。其位置、长短和粗细变异较大,下端有时可达右侧输卵管及卵巢部。若妇女患阑尾炎时有可能累及子宫附件,应注意鉴别诊断。若发生在妊娠期,增大的子宫使阑尾向外上方移位。

四、骨盆

女性骨盆(pelvis)是躯干和下肢之间的骨性连接,是支持躯干和保护盆腔脏器的重要器官,同时又是胎儿娩出时必经的骨性产道,其大小、形状直接影响分娩过程。通常女性骨盆较男性骨盆宽而浅,有利于胎儿娩出。

(一)骨盆的组成

1. 骨盆的骨骼 骨盆由骶骨(sacrum)、尾骨(coccyx)及左右两块髋骨(hip bone)组成。每块髋骨又由髂骨(ilium)、坐骨(ischium)和耻骨(pubis)融合而成。骶骨由 5~6 块骶椎融合而成,呈楔(三角)形,其上缘明显向前突出,称为骶岬(promontory of sacrum),是妇科腹腔镜手术的重要标志之一,也是产科骨盆内测量对角径的重要据点。尾骨由 4~5 块尾椎合成。

2. 骨盆的关节 包括耻骨联合(pubic symphysis)、骶髂关节(sacroiliac joint)和骶尾关节(sacrococcygeal joint)。在骨盆的前方两耻骨之间由纤维软骨连接,称为耻骨联合,妊娠期受女性激素影响变松动,分娩过程中可出现轻度分离,有利于胎儿娩出。在骨盆后方,两髂骨与骶骨相接,形成骶髂关节。骶骨与尾骨相连,形成骶尾关节,有一定活动度,分娩时尾骨后移可加大出口前后径。

3. **骨盆的韧带**　连接骨盆各部之间的韧带中,有两对重要的韧带,一对是骶、尾骨与坐骨结节之间的骶结节韧带(sacrotuberous ligament),另一对是骶、尾骨与坐骨棘之间的骶棘韧带(sacrospinous ligament)。骶棘韧带宽度即坐骨切迹宽度,是判断中骨盆是否狭窄的重要指标。妊娠期受性激素影响,韧带松弛,有利于分娩。

(二)骨盆的分界

以耻骨联合上缘、髂耻缘及骶岬上缘的连线为界,将骨盆分为假骨盆和真骨盆两部分。假骨盆又称大骨盆,位于骨盆分界线之上,为腹腔的一部分,其前方为腹壁下部,两侧为髂骨翼,后方为第5腰椎。假骨盆与产道无直接关系。真骨盆又称小骨盆,是胎儿娩出的骨产道(bony birth canal)。真骨盆有上、下两口,上口为骨盆入口(pelvic inlet),下口为骨盆出口(pelvic outlet),两口之间为骨盆腔(pelvic cavity)。骨盆腔后壁是骶骨和尾骨,两侧为坐骨、坐骨棘和骶棘韧带,前壁为耻骨联合和耻骨支。坐骨棘位于真骨盆中部,肛诊或阴道诊可触及。两坐骨棘连线的长度是衡量中骨盆横径的重要径线,同时坐骨棘又是分娩过程中衡量胎先露部下降程度的重要标志。耻骨两降支的前部相连构成耻骨弓。骨盆腔呈前浅后深的形态,其中轴为骨盆轴,分娩时胎儿沿此轴娩出。

(三)骨盆的类型

根据骨盆形状(按 Callwell 与 Moloy 分类),分为4种类型。

1. **女型**(gynecoid type)　呈横椭圆形,入口横径较前后径稍长。耻骨弓较宽,坐骨棘间径≥10cm。最常见,为女性正常骨盆,占我国妇女的 52%~58.9%。

2. 扁平型(platypelloid type) 骨盆入口呈扁椭圆形,入口横径大于前后径。耻骨弓宽,骶骨失去正常弯度,变直向后翘或深弧形,故盆浅。较常见,占我国妇女的 23.2%~29%。

3. 类人猿型(anthropoid type) 骨盆入口呈长椭圆形,入口前后径大于横径。骨盆两侧壁稍内聚,坐骨棘较突出,坐骨切迹较宽,耻骨弓较窄,骶骨向后倾斜,故骨盆前部较窄而后部较宽。骨盆的骶骨往往有 6 节,较其他类型骨盆深,占我国妇女的 14.2%~18%。

4. 男型(android type) 骨盆入口略呈三角形,两侧壁内聚,坐骨棘突出,耻骨弓较窄,坐骨切迹窄呈高弓形,骶骨较直而前倾,致出口后矢状径较短。骨盆腔呈漏斗形,往往造成难产。少见,仅占我国妇女的 1%~3.7%。

上述 4 种基本类型只是理论上的归类,临床所见多是混合型骨盆。骨盆的形态、大小除有种族差异外,其生长发育还受遗传、营养与性激素的影响。

五、骨盆底

骨盆底(pelvic floor)由多层肌肉和筋膜构成,封闭骨盆出口,承托并保持盆腔脏器(如内生殖器、膀胱及直肠等)位于正常位置。若骨盆底结构和功能出现异常,可导致盆腔脏器脱垂或引起功能障碍;分娩可以不同程度地损伤骨盆底组织或影响其功能。

骨盆底前方为耻骨联合和耻骨弓,后方为尾骨尖,两侧为耻骨降支、坐骨升支和坐骨结节。两侧坐骨结节前缘的连线将骨盆底分为前后两个三角区:前三角区为尿生殖三角,向后下倾斜,有尿道和阴道通过;后三角区为肛门三角,向前下倾斜,有肛管通过。骨盆底由外向内分为 3 层。

（一）外层

外层位于外生殖器、会阴皮肤及皮下组织的下面,由会阴浅筋膜及其深面的 3 对肌肉及一括约肌组成。此层肌肉的肌腱汇合于阴道外口与肛门之间,形成中心腱。

1. 球海绵体肌　覆盖前庭球和前庭大腺,向前经阴道两侧附于阴蒂海绵体根部,向后与肛门外括约肌交叉混合。此肌收缩时能紧缩阴道,故又称阴道括约肌。

2. 坐骨海绵体肌　始于坐骨结节内侧,沿坐骨升支及耻骨降支前行,向上止于阴蒂海绵体(阴蒂脚处)。

3. 会阴浅横肌　从两侧坐骨结节内侧面中线向中心腱汇合。

4. 肛门外括约肌　为围绕肛门的环形肌束,前端汇合于中心腱。

（二）中层

中层为泌尿生殖膈。由上、下两层坚韧的筋膜及其间的一对会阴深横肌及尿道括约肌组成,覆盖于由耻骨弓、两侧坐骨结节形成的骨盆出口前部三角形平面的尿生殖膈上,又称三角韧带,其中有尿道和阴道穿过。

1. 会阴深横肌　自坐骨结节的内侧面伸展至中心腱处。

2. 尿道括约肌　环绕尿道,控制排尿。

（三）内层

内层为盆膈(pelvic diaphragm),是骨盆底最坚韧的一层,由肛提肌及其内、外面各覆一层筋膜组成。自前向后依次有尿道、阴道和直肠穿过。

肛提肌(levator ani muscle)是位于骨盆底的成对扁阔肌,向下、向内合成漏斗形,肛提肌构成骨盆底的大部分。每侧肛提肌自前内向后外由 3 部分组成。

1. 耻尾肌　为肛提肌的主要部分,肌纤维起自耻骨降支内侧,绕过阴道、直肠,向后止于尾骨,其中有小部分肌纤维止于阴道及直肠周围,分娩过程中耻尾肌容易受损伤,可致产后出现膀胱、直肠膨出。

2. 髂尾肌　起自腱弓(即闭孔内肌表浅筋膜的增厚部分)后部,向中间及向后走行,与耻尾肌汇合,绕肛门两侧,止于尾骨。

3. 坐尾肌　起自两侧坐骨棘,止于尾骨与骶骨。在骨盆底肌肉中,肛提肌起最重要的支持作用。又因肌纤维在阴道和直肠周围交织,有加强肛门和阴道括约肌的作用。

骨盆腔从垂直方向可分为前、中、后3部分,当骨盆底组织支持作用减弱时,容易发生相应部位器官松弛、脱垂或功能缺陷。在前骨盆腔,可发生膀胱和阴道前壁膨出;在中骨盆腔,可发生子宫和阴道穹隆脱垂;在后骨盆腔,可发生直肠和阴道后壁脱垂。

会阴(perineum)有广义与狭义之分。广义的会阴是指封闭骨盆出口的所有软组织,前起自耻骨联合下缘,后至尾骨尖,两侧为耻骨降支、坐骨升支、坐骨结节和骶结节韧带。狭义的会阴是指位于阴道口和肛门之间的楔形软组织,厚3~4cm,又称为会阴体(perineal body),由表及里为皮肤、皮下脂肪、筋膜、部分肛提肌和会阴中心腱。会阴中心腱由部分肛提肌及其筋膜和会阴浅横肌、会阴深横肌、球海绵体肌及肛门外括约肌的肌腱共同交织而成。会阴伸展性大,妊娠后期会阴组织变软,有利于分娩。分娩时需保护会阴,避免发生裂伤。

（朱　丹　单冬红　邓惠群）

第二节　女性生殖系统生理

一、卵巢功能及周期性变化

卵巢是女性的性腺,其主要功能有产生卵子并排卵的生殖功能和产生性激素的内分泌功能。

（一）卵巢生殖功能的周期性变化

从青春期开始至绝经前,卵巢在形态和功能上发生周期性变化,称为卵巢周期(ovarian cycle)。

1. 卵泡的发育和成熟　进入青春期后,卵泡发育成熟的过程依赖于促性腺激素的刺激。性成熟期每月发育一批卵泡,其中一般只有一个优势卵泡可以完全成熟并排出卵子,其余的卵泡在发育不同阶段通过细胞凋亡机制而自行退化,称为卵泡闭锁。妇女一生中一般只有 400~500 个卵泡发育成熟并排卵。根据卵泡的形态、大小、生长速度和组织学特征,可将卵泡生长过程分为原始卵泡、窦前卵泡、窦状卵泡和排卵前卵泡 4 个阶段。

（1）原始卵泡(primordial follicle):由停留于减数分裂双线期的初级卵母细胞及环绕其周围呈单层梭形的前颗粒细胞组成。

（2）窦前卵泡(preantral follicle):包绕卵母细胞的梭形前颗粒细胞变为单层柱状颗粒细胞,卵母细胞增大并分泌糖蛋白,在其周围形成透明带,即为初级卵泡(primary follicle)。颗粒细胞进一步增殖变为多层,外围的间质细胞包绕形成卵泡膜的内、外层,颗粒细胞层与卵泡膜层之间出现基膜层,此时的卵泡也称为次级卵泡(secondary follicle)。此阶段颗粒细胞上出现卵泡生长发育所必需的 3 种特异性受体,即卵泡刺激素(follicle stimulating hormone, FSH)受体、雌激素(estrogen)受体和雄激素(androgen)受体,卵泡内膜上出现了黄体生成素(luteinizing hormone, LH)受体。

(3)窦状卵泡:在雌激素和 FSH 持续影响下产生卵泡液,颗粒细胞间积聚的卵泡液增加,最后融合形成卵泡腔,称为窦状卵泡。

(4)排卵前卵泡:即成熟的卵泡,也称为赫拉夫卵泡,为卵泡发育的最后阶段。卵泡液急骤增加,卵泡腔增大,卵泡体积显著增大,直径可达 15~20mm,卵泡向卵巢表面突出,其结构包括:①卵泡外膜。为致密的卵巢间质组织,与卵巢间质无明显界限。②卵泡内膜。由卵巢皮质层间质细胞衍化而来,细胞呈多边形,此层含丰富血管。③颗粒细胞。细胞呈立方形,细胞间无血管存在,营养来自外周的卵泡内膜。④卵泡腔。腔内充满大量清澈的卵泡液和雌激素。⑤卵丘。呈丘状突出于卵泡腔,卵细胞深藏其中。⑥放射冠。直接围绕卵细胞的一层颗粒细胞,呈放射状排列。⑦透明带。为在放射冠与卵细胞之间很薄的透明膜。

2. 排卵 卵细胞和它周围的卵冠丘结构一起从卵巢排出的过程称为排卵(ovulation)。排卵多发生在下次月经来潮前 14 日左右。

3. 黄体形成及退化 排卵后卵泡液流出,卵泡腔内压下降,卵泡壁塌陷,卵泡颗粒细胞和卵泡内膜细胞向内侵入,周围有卵泡外膜包围,共同形成黄体。卵泡颗粒细胞和卵泡内膜细胞在 LH 排卵峰作用下进一步黄素化,分别形成颗粒黄体细胞及卵泡膜黄体细胞。在血管内皮生长因子作用下,血管侵入颗粒细胞层。排卵后 7~8 日(相当于月经周期第 22

日左右),黄体体积和功能达高峰,直径 1~2cm,外观色黄。若卵子未受精,黄体在排卵后 9~10 日开始退化,其机制尚未完全明确。黄体退化时黄体细胞逐渐萎缩变小,周围的结缔组织及成纤维细胞侵入黄体,逐渐被结缔组织取代,组织纤维化,外观色白,称为白体。排卵日至月经来潮为黄体期(luteal phase),一般为 14 日。黄体功能衰退后月经来潮,此时卵巢中又有新的卵泡发育,开始新的周期。

(二)卵巢内分泌功能的周期性变化

卵巢合成及分泌的性激素均为类固醇激素(steroid hormone),主要有雌激素、孕激素和少量雄激素。

1. 类固醇激素的基本化学结构　类固醇激素的基本化学结构为环戊烷多氢菲环。按碳原子数目分为 3 组:①含 21 个碳原子为孕激素,如孕酮,基本结构为孕烷核;②含 19 个碳原子为雄激素,如睾酮,基本结构为雄烷核;③含 18 个碳原子为雌激素,如雌二醇、雌酮和雌三醇,基本结构为雌烷核。

2. 类固醇激素的生物合成与降解过程

(1)类固醇激素的生物合成过程:卵巢组织有直接摄取胆固醇合成性激素的酶系。

(2)类固醇激素的降解过程:类固醇激素的降解主要在肝脏。雌二醇的代谢产物雌酮及雌三醇等,以及其他降解产物主要经肾脏排出,另一小部分经胆道排入肠腔,大部分又被再吸收,经门静脉回肝脏形成肠肝循环。孕激素在肝脏降解为孕二醇,最后经肾脏排出体外。睾酮代谢为雄酮、原胆烷醇酮,主要以葡糖醛酸盐的形式经肾脏自尿中排泄。

3. 雌激素的周期性变化　卵泡开始发育时,雌激素分泌量很少。至月经第 7 日,卵泡分泌雌激素量迅速增加,于排卵前达高峰。排卵后卵泡液中雌激素释放至腹腔,使循环中的雌激素出现暂时下降,排卵后1~2日,黄体开始分泌雌激素,使循环中雌激素又逐渐上升,在排卵后7~8日黄体成熟时,循环中的雌激素形成低于第1高峰的第2高峰。此后,黄体萎缩,雌激素水平急剧下降,在月经期达最低水平。

4. 孕激素的周期性变化 在卵泡期早期不合成孕酮,当LH排卵峰发生时,排卵前卵泡的颗粒细胞黄素化,激活胆固醇侧链裂解酶、17α-羟化酶等,使胆固醇转化为孕酮。排卵后,由于血管侵入颗粒细胞层,使黄体颗粒细胞内合成孕酮的胆固醇增加而使孕酮逐渐增加,并得以释放到血液循环中,至排卵后7~8日黄体成熟时,分泌量达最高峰,以后逐渐下降,至月经来潮时降至卵泡期水平。

5. 雄激素的周期性变化 女性雄激素大部分来自肾上腺,小部分来自卵巢。主要包括睾酮、雄烯二酮和脱氢表雄酮。

(三)卵巢的其他分泌功能

卵巢除分泌类固醇激素外,还分泌一些多肽激素和生长因子。

1. 抑制素(inhibin)、激活素(activin)、卵泡抑制素(follistatin) 均为卵巢颗粒细胞分泌的多肽激素。这些多肽激素对垂体FSH的合成和分泌具有反馈调节作用,并在卵巢局部通过自分泌或旁分泌的途径,调节卵泡膜细胞和颗粒细胞对促性腺激素的反应性。

2. 生长因子 是调节细胞增殖和分化的多肽物质,与靶细胞上的特异性受体结合后发挥生物效应。

二、月经周期调节

月经周期的调节是个复杂过程,主要涉及下丘脑、垂体和卵巢。下丘脑分泌促性腺激素释放激素(gonadotropin-releasing hormone,GnRH),调节垂体促性腺激素释放,调控卵巢功能。卵巢分泌的性激素对下丘脑-垂体具有反馈调节作用。下丘脑、垂体与卵巢之间相互调节、相互影响,形成完整而协调的神经内分泌系统,称为下丘脑-垂体-卵巢轴(hypothalamus-pituitary-ovary axis,HPO)。

(一)下丘脑生殖调节激素

下丘脑生殖调节激素为促性腺激素释放激素(GnRH)。

1. 化学结构　GnRH 是一种神经激素,为十肽结构。

2. 产生部位及运输　GnRH 由下丘脑弓状核神经细胞分泌,直接通过垂体门脉系统输送到腺垂体。

3. 分泌特点及生理作用　GnRH 分泌呈脉冲式,脉冲的频率、幅度在周期中有规律性,脉冲间隔为 60~120 分钟。其生理作用是调节垂体促性腺激素的合成和分泌。

4. 分泌调控　下丘脑是 HPO 的启动中心。激素的反馈调节按作用方式分为正反馈和负反馈,正反馈起促进作用,负反馈起抑制作用;反馈调节按路径分为长反馈、短反馈和超短反馈。长反馈是指卵巢分泌到循环中的性激素对下丘脑-垂体的反馈作用;短反馈是指垂体激素对下丘脑分泌 GnRH 的负反馈;超短反馈是指 GnRH 对其本身合成、分泌的抑制。另外,来自更高神经中枢的神经递质也影响下丘脑 GnRH 的分泌,如去甲肾上腺素可促进 GnRH 释放,内啡肽抑制 GnRH 释放,而多巴胺对 GnRH 分泌具有促进和抑制双重作用。

（二）腺垂体生殖激素

腺垂体分泌与生殖调节直接有关的激素有促性腺激素和催乳素。

1. 促性腺激素　包括卵泡刺激素（FSH）和黄体生成素（LH）。

（1）化学结构：FSH 和 LH 均为糖蛋白，均由 α 和 β 两个亚基肽链以共价键结合而成。其 α 亚基相同，β 亚基的结构不同，β 亚基决定激素特异抗原性和特异功能，但须与 α 亚基结合成完整分子才具有活性。

（2）产生部位：FSH 和 LH 均由腺垂体促性腺激素细胞所分泌。

（3）分泌特点及生理作用：腺垂体对 GnRH 的脉冲式刺激起反应，亦呈脉冲式分泌。FSH 是卵泡发育必需的激素，其主要生理作用是直接促进窦前卵泡及窦状卵泡的生长发育；激活颗粒细胞芳香化酶，促进雌二醇的合成与分泌；调节优势卵泡的选择和非优势卵泡的闭锁；在卵泡期晚期与雌激素协同，诱导颗粒细胞生成 LH 受体，为排卵及黄素化做准备。LH 的主要生理作用是在卵泡期刺激卵泡膜细胞合成雄激素，为雌二醇的合成提供底物；排卵前促使卵母细胞进一步成熟及排卵；在黄体期维持黄体功能，促进孕激素、雌激素合成与分泌。

2. 催乳素（prolactin，PRL）　是由 198 个氨基酸组成的多肽激素，由腺垂体催乳细胞分泌，具有促进乳汁合成的功能。其产生主要受下丘脑分泌的多巴胺（催乳激素抑制因子）的抑制性控制。促甲状腺激素释放激素也能刺激催乳素的分泌。

（三）下丘脑 - 垂体 - 卵巢轴的相互关系

HPO 是完整而协调的神经内分泌系统。下丘脑通过分泌 GnRH，调节垂体 FSH 和 LH 的释放，控制性腺发育和性激素的分泌。女性生殖具有周期性，卵巢在促性腺激素的作用下发生周期性排卵，并伴有性激素分泌的周期性变化，而卵巢性激素对中枢生殖调节激素的合成和分泌具有反馈调节作用，使循环中的 FSH 和 LH 呈现周期性变化。

卵巢性激素对下丘脑 GnRH、FSH 和 LH 的合成和分泌具有反馈作用。在卵泡期循环中的雌激素浓度低于 200pg/ml 时，雌激素会抑制下丘脑、垂体的 GnRH 和 FSH、LH 分泌（负反馈）。随着卵泡发育、雌激素逐渐升高，负反馈作用逐渐加强，循环中 FSH 浓度下降；卵泡发育接近成熟时，卵泡分泌的雌激素达高峰，循环中雌激素浓度≥200pg/ml 时，刺激下丘脑 GnRH 和垂体 LH、FSH 大量释放（正反馈），形成排卵前 LH、FSH 峰；排卵后，卵巢形成黄体，分泌雌激素和孕激素，两者联合作用使 FSH、LH 合成和分泌又受到抑制，进而抑制卵泡发育；黄体萎缩时，循环中雌、孕激素下降，两者联合对 LH 和 FSH 的抑制作用逐渐解除，LH、FSH 回升，卵泡又开始发育，新的卵巢周期开始。上述过程周而复始。若未受孕，卵巢黄体萎缩，子宫内膜失去雌、孕激素的支持而坏死、脱落、出血。可见月经来潮是一个性周期的结束，又是一个新性周期的开始。

三、子宫内膜及其他生殖器的周期变化

卵巢周期中，卵巢分泌的雌、孕激素作用于子宫内膜及其他生殖器官，使其发生支持生殖的周期性变化，尤以子宫内膜的周期性变化最为显著。

（一）子宫内膜的周期性变化

1. 子宫内膜的组织学变化　子宫内膜分为基底层和功能层。基底层靠近子宫肌层，不受卵巢激素周期性变化的影响，在月经期不发生脱落；功能层由基底层再生而来，受卵巢性激素的影响出现周期性变化，若未受孕功能层则坏死脱落，形成月经。正常一个周期以 28 日为例，其组织形态的周期性变化分为 3 期。

（1）增生期（proliferative phase）：月经周期第 5~14 日，相当于卵泡发育成熟阶段，在雌激素作用下，子宫内膜腺体和间质细胞呈增殖状态。增生期又分为早、中、晚 3 期。

1）增生期早期：月经周期第 5~7 日，内膜增殖与修复在月经期即已开始。此期内膜较薄，仅 1~2mm。腺上皮细胞呈立方形或低柱状；间质较致密，细胞呈星形；间质中的小动脉较直、壁薄。

2）增生期中期：月经周期第 8~10 日。此期特征是腺体上皮细胞增生活跃，细胞呈柱状，且有分裂象；腺体数目增多、伸长并稍呈弯曲形；间质水肿明显；螺旋小动脉逐渐发育，管壁变厚。

3）增生期晚期：月经周期第 11~14 日。此期内膜进一步增厚至 3~5mm，表面高低不平，略呈波浪形。上皮细胞呈高柱状，增殖为假复层上皮，核分裂象增多；腺体更长，呈弯曲状；间质细胞呈星状并相互结合成网状；组织水肿明显；螺旋小动脉略呈弯曲状，管腔增大。

（2）分泌期（secretory phase）：月经周期第 15~28 日，相当于黄体期。雌激素的存在使内膜继续增厚；在孕激素作用下，子宫内膜呈分泌反应，血管迅速增加，更加弯曲，间质疏松水肿。此时内膜厚且松软，含丰富的营养物质，有利于受精卵着床。分泌期也分早、中、晚期。

1）分泌期早期：月经周期第 15~19 日。此期内膜腺体更长，屈曲更明显；腺上皮细胞核下开始出现含糖原小泡，称为核下空泡，为分泌早期的组织学特征；间质水肿，螺旋小动脉继续增生、弯曲。

2）分泌期中期：月经周期第 20~23 日。内膜较前更厚并呈锯齿状；腺体内的分泌上皮细胞顶端胞膜破裂，细胞内的糖原排入腺腔，称为顶浆分泌，为分泌中期的组织学特征。子宫内膜的分泌活动在排卵后 7 日达高峰，恰与囊胚植入同步。此期间质高度水肿、疏松，螺旋小动脉进一步增生、卷曲。

3）分泌期晚期：月经周期第 24~28 日。此期为月经来潮前期，相当于黄体退化阶段。子宫内膜增厚达 10mm，呈海绵状。内膜腺体开口面向宫腔，有糖原等分泌物溢出，间质更疏松、水肿，表面上皮细胞下的间质细胞分化为肥大的蜕膜样细胞。此期螺旋小动脉迅速增长超出内膜厚度，也更弯曲，血管管腔也扩张。

（3）月经期：月经周期第 1~4 日。子宫内膜功能层从基底层崩解脱离，这是孕酮和雌激素撤退的最后结果。月经来潮前 24 小时，子宫肌层收缩引起内膜功能层的螺旋小动脉持续痉挛，内膜血流减少，组织变性、坏死，血管壁通透性增加，使血管破裂导致内膜底部血肿形成，促使组织坏死剥脱。变性、坏死的内膜与血液相混排出，形成月经血。

2. 子宫内膜的生物化学变化

（1）酸性黏多糖：在雌激素的作用下，子宫内膜间质细胞能产生和蛋白质结合的糖类，称为酸性黏多糖（acid mucopolysaccharide，AMPS）。雌激素能促使 AMPS 在间质中浓缩聚合,成为内膜间质的基础物质,对增生期子宫内膜的生长起支架作用。排卵后,孕激素可抑制 AMPS 的生成和聚合,促使其降解,致使子宫内膜黏稠的基质减少,血管壁的通透性增加,有利于营养及代谢产物的交换,并为受精卵着床和发育做好准备。

(2)血管收缩因子:月经来潮前 24 小时,子宫内膜缺血、坏死,释放前列腺素 $F_{2\alpha}$ 和内皮素 -1 等血管收缩因子,使其在月经期达最高水平。另外,血小板聚集产生的血栓素 A_2 也具有血管收缩作用,从而引起子宫血管和肌层节律性收缩,导致子宫内膜功能层迅速缺血坏死、崩解脱落。

(3)类固醇激素受体:增生期子宫内膜腺细胞和间质细胞富含雌、孕激素受体。雌激素受体在增生期的子宫内膜中含量最高,排卵后明显减少。孕激素受体在排卵时达高峰,随后腺上皮孕激素受体逐渐减少,而间质细胞孕激素受体含量相对增加。

(4)水解酶:在子宫内膜溶酶体中含有多种水解酶,如酸性磷酸酶和 β- 葡糖醛酸酶等,能使蛋白、核酸和黏多糖分解。雌、孕激素能促进这些水解酶的合成。由于孕酮具有稳定溶酶体膜的作用,这些水解酶平时贮存在溶酶体内,不具活性。排卵后若卵子未受精,黄体经一定时间后萎缩。此时雌、孕激素浓度下降,溶酶体膜的通透性增加,水解酶进入组织,影响子宫内膜的代谢,对组织有破坏作用,从而造成内膜的剥脱和出血。

(二)生殖器其他部位的周期性变化

1. 宫颈黏液周期性变化　在卵巢性激素的影响下,宫颈腺细胞分泌黏液,其物理、化学性质及其分泌量均有明显的周期性改变。月经来潮后,体内雌激素浓度降低,宫颈管分泌的黏液量很少。随着雌激素浓度不断增多,宫颈黏液分泌量不断增加,至排卵期变得稀薄、透明,拉丝长度可为 10cm 以上。这时宫颈外口变圆,增大约为 3mm,呈"瞳孔"样。若将黏液行涂片检查,干燥后镜下可见羊齿植物叶状结晶,这种结晶在月经周期第 6~7 日开始出现,到排卵期最典型。排卵后受孕激素影响,黏液分泌量逐渐减少,质地变黏稠且混浊,拉丝度差,易断裂。涂片检查发现结晶逐渐模糊,至月经周期第 22 日左右结晶完全消失,代之以排列成行的椭圆体。临床上检查宫颈黏液,可以了解卵巢功能状态。

宫颈黏液为含糖蛋白、血浆蛋白、氯化钠和水分的水凝胶。在月经前后,宫颈黏液中的氯化钠含量仅占黏液干重的 2%~20%;而在排卵期可为 40%~70%。由于黏液为等渗液,氯化钠比例增加势必导致水分相应增加,故排卵期的宫颈黏液稀薄且量多。宫颈黏液中还含有糖蛋白,在电镜下见糖蛋白排列成网状,近排卵时,在雌激素影响下网眼变大,有利于精子通过。雌、孕激素的作用使宫颈在月经周期中对精子穿透发挥生物阀作用。

2. 阴道黏膜的周期性变化　阴道上皮是复层扁平上皮,分为底层、中层和表层。排卵前,阴道上皮在雌激素作用下,底层细胞增生,逐渐演变为中层细胞与表层细胞,使阴道上皮增厚,表层细胞角化,其程度在排卵期最明显。阴道上皮细胞内富含糖原,糖原经寄生在阴道内的乳杆菌分解为乳酸,使阴道内保持一定酸度,防止致病菌的繁殖。排卵后,在孕激素的作用下,表层细胞脱落。阴道上段黏膜对性激素最敏感,临床上检查阴道上 1/3 段阴道侧壁脱落细胞的变化,可了解雌激素浓度和有无排卵。

3. 输卵管的周期性变化　输卵管内衬上皮由非纤毛和

纤毛细胞组成,月经周期中,在雌激素作用下,其形态和功能发生与子宫内膜相似的变化。输卵管黏膜上皮纤毛细胞生长,体积增大;非纤毛细胞分泌增加,为卵子提供运输和种植前的营养物质。雌激素还促进输卵管发育及输卵管肌层的节律性收缩。孕激素能增加输卵管收缩速度,减少输卵管收缩频率。孕激素与雌激素间有许多相互制约的作用,孕激素可抑制输卵管黏膜上皮纤毛细胞的生长,降低分泌细胞分泌黏液的功能。雌、孕激素的协同作用保证受精卵在输卵管内的正常运行。

（朱 丹 单冬红 潘悦健）

第二章　常见生殖内分泌疾病

全面、系统地学习常见的生殖内分泌疾病,为患者提供专业的健康宣教内容是妇科内分泌护理门诊工作的重点。

第一节　异常子宫出血

一、概论

异常子宫出血(abnormal uterine bleeding, AUB)是妇科常见的症状和体征,指与正常月经的周期频率、规律性、经期长度、经期出血量中的任何 1 项不符、源自子宫腔的异常出血。

(一)相关术语

正常子宫出血即月经。月经的临床评价指标至少包括周期频率和规律性、经期长度和经期出血量 4 个要素,其他还应包括经期有无不适,如痛经、腰酸和下坠感等。我国暂定的相关术语见表 2-1。

根据出血时间,AUB 可分为经间期出血(intermenstrual bleeding)、子宫不规则出血(metrorrhagia)和突破出血(breakthrough bleeding)。出血较多者为出血,量少者为点滴出血。

根据发病急缓,AUB 可分为慢性和急性两类:慢性 AUB 指近 6 个月内至少出现 3 次 AUB,无需紧急临床处理、但需

表 2-1 AUB 相关术语及范围

月经临床评价指标	术语	范围
周期频率	月经频发	<21 日
	月经稀发	>35 日
周期规律性（近 1 年）	规律月经	<7 日
	不规律月经	≥7 日
	闭经	≥6 个月无月经
经期长度	经期延长	>7 日
	经期过短	<3 日
经期出血量	月经过多	>80ml
	月经过少	<5ml

进行规范诊疗；急性 AUB 指发生了严重的大出血，需要紧急处理以防进一步失血，可见于有或无慢性 AUB 史者。

（二）病因及分类

AUB 病因分为两大类 9 个类型，按英文首字母缩写为"PALM-COEIN"，"PALM"存在结构性改变，可采用影像学技术和 / 或病理学方法明确诊断，而"COEIN"无子宫结构性改变。

导致 AUB 的原因，可以是单一因素，也可多因素并存，有时还存在原发病导致的其他临床表现。

二、无排卵性异常子宫出血

（一）病因及病理生理

当机体受内部和外界的各种因素影响时，可通过大脑皮层和中枢神经系统，引起下丘脑 - 垂体 - 卵巢轴功能调节或靶器官效应异常而导致月经失调。

无排卵性 AUB 常见于青春期、绝经过渡期,生育期也可发生。各种原因引起的无排卵均可导致子宫内膜受单一雌激素作用而无孕酮对抗,从而引起雌激素突破性出血。

无排卵性 AUB 还与子宫内膜出血自限机制缺陷有关。主要表现为:①组织脆性增加;②子宫内膜脱落不完全;③血管结构与功能异常。

(二)子宫内膜病理改变

根据体内雌激素水平的高低和持续作用时间长短,以及子宫内膜对雌激素反应的敏感性,无排卵性 AUB 者的子宫内膜可表现出不同程度的增生性变化,少数可呈萎缩性改变。

1. 增生期子宫内膜 子宫内膜所见与正常月经周期的增生内膜无区别,只是在月经周期后半期甚至月经期仍表现为增生期形态。

2. 子宫内膜增生(endometrial hyperplasia)

(1)子宫内膜不伴不典型的增生(endometrial hyperplasia without atypia):指子宫内膜腺体过度增生,大小和形态不规则,腺体和间质比例高于增生期子宫内膜,但无明显的细胞不典型。包括单纯性增生和复杂性增生,是长期雌激素作用而无孕激素拮抗所致,发生子宫内膜癌的风险极低。

(2)子宫内膜不典型增生(endometrial atypical hyperplasia,EAH)/上皮内瘤变(intraepithelial neoplasia)指子宫内膜增生伴有细胞不典型。镜下表现为管状或分支腺体排列拥挤,并伴有细胞不典型(包括细胞核增大、多形性、圆形、极性丧失和核仁),病变区域内腺体比例超过间质,腺体拥挤,仅有少量间质分隔。发生子宫内膜癌的风险较高,属于癌前病变。

3. 萎缩型子宫内膜 内膜萎缩菲薄,腺体少而小,腺管狭而直,腺上皮为单层立方形或矮柱状细胞,间质少而致密,胶原纤维相对增多。

(三)临床表现

少数无排卵妇女可有规律的月经周期,临床上称"无排卵月经",多数不排卵女性表现为月经紊乱,出血间隔长短不一,常误诊为闭经;出血量多少不一,出血量少者只有点滴出血,多者大量出血,不能自止,导致贫血或休克。出血的类型取决于血清雌激素水平及其下降速度、雌激素对子宫内膜持续作用的时间及子宫内膜的厚度。

(四)诊断

诊断前必须首先除外生殖道或全身器质性病变所致。

1. **病史**　注意患者年龄、月经史、婚育史及避孕措施;排除妊娠;是否存在引起异常子宫出血的器质性疾病,了解疾病经过和诊疗情况;近期有无服用干扰排卵的药物等。详细询问病史,确认其特异的出血模式。

2. **体格检查**　包括妇科检查和全身检查。妇科检查应排除阴道、宫颈及子宫结构异常和器质性病变,确定出血来源。

3. **辅助检查**　主要目的是鉴别诊断和确定病情的严重程度及是否有合并症。

(1)全血细胞计数、凝血功能检查。

(2)尿妊娠试验或血 hCG 检测:除外妊娠相关疾病。

(3)超声检查:了解子宫内膜厚度及回声,以明确有无宫腔占位性病变及其他生殖道器质性疾病。

(4)基础体温测定(BBT):是诊断无排卵性 AUB 最常用的手段,无排卵型基础体温呈单相型。

(5)生殖内分泌测定:通过测定下次月经前 5~9 日(相当

于黄体中期)血孕酮水平估计有无排卵,孕酮浓度 <3ng/ml 提示无排卵。同时应在早卵泡期测定血 LH、FSH、催乳素(PRL)、雌二醇(E_2)、睾酮(T)、促甲状腺素(TSH)水平,以了解无排卵的病因。

(6)刮宫术(dilatation and curettage)或子宫内膜活组织检查:以明确子宫内膜病理诊断,而刮宫兼有诊断和止血双重作用。适用于年龄 >35 岁、药物治疗无效或存在子宫内膜癌高危因素的异常子宫出血患者。为确定有无排卵或黄体功能,应在月经来潮前 1~2 日或月经来潮 6 小时内刮宫;为尽快减少大量出血、除外器质性疾病,可随时刮宫;为确定是否为子宫内膜不规则脱落,需在月经第 5~7 日刮宫。

(7)宫腔镜检查:可直接观察到宫颈管、子宫内膜的生理和病理情况,直视下活检的诊断准确率显著高于盲取。

(8)宫颈黏液结晶检查:根据羊齿植物叶状结晶的出现与否判断有无排卵,月经前仍可见羊齿状结晶表示无排卵。目前已较少应用。

(五)鉴别诊断

1. 全身性疾病 如血液病、肝功能损害、甲状腺功能亢进或减退等。通过检查血常规、肝功能和甲状腺激素等得以鉴别。

2. 异常妊娠或妊娠并发症 如流产、异位妊娠、葡萄胎、子宫复旧不良和胎盘残留等。

3. 生殖器感染 如急性或慢性子宫内膜炎、子宫肌炎等。

4. 生殖器肿瘤 如子宫内膜癌、子宫颈癌、子宫肌瘤、卵巢肿瘤和滋养细胞肿瘤等。

5. 生殖道损伤 如阴道裂伤出血、阴道异物等。

6.其他　性激素类药物使用不当、宫内节育器或异物引起的异常子宫出血。

（六）治疗方案

原则是出血期止血并纠正贫血,血止后调整周期预防子宫内膜增生和 AUB 复发,常用性激素药物止血和调整月经周期。出血期可辅以促进凝血和抗纤溶药物,促进止血。必要时手术治疗。

1.止血

（1）性激素:首选药物,尽量使用最低有效剂量,为尽快止血而药量较大时应及时合理调整剂量,严密观察治疗过程,以免因性激素应用不当而引起医源性出血。

1）孕激素:止血机制是使雌激素作用下持续增生的子宫内膜转化为分泌期,停药后内膜脱落较完全,称"子宫内膜脱落法"或"药物刮宫"。适用于体内已有一定水平雌激素的患者。

2）雌激素:也称"子宫内膜修复法"。应用大剂量雌激素可迅速提高血雌激素水平,促使子宫内膜生长,短期内修复创面而止血,适用于血红蛋白低于 80g/L 的青春期患者。

3）复方短效口服避孕药:适用于长期而严重的无排卵出血。

4）孕激素内膜萎缩法:高效合成孕激素可使内膜萎缩,达到止血目的,不适用于青春期患者。

5）雄激素:雄激素有拮抗雌激素的作用,能增强子宫平滑肌及子宫血管张力,减轻盆腔充血而减少出血量,但大出血时雄激素不能立即改变内膜脱落过程,也不能使其立即修复,单独应用止血效果不佳。

6）促性腺激素释放激素激动剂（GnRH agonist,GnRH-a）:

也可用于止血。但如应用 GnRH-a 治疗大于 3 个月,推荐应用雌激素反向添加治疗。

（2）刮宫术:可迅速止血,并具有诊断价值,适用于大量出血且药物治疗无效需立即止血或需要子宫内膜组织学检查的患者。对于超声提示宫腔内异常者可在宫腔镜下活检,以提高诊断率。

2. 调节周期　对于排卵障碍性异常子宫出血的患者,止血只是治疗的第一步,几乎所有患者都需要调整周期。调整周期的方法根据患者的年龄、激素水平和生育要求等而有所不同。

（1）孕激素:使用范围相对广泛,适用于体内有一定雌激素水平的各年龄段患者。

（2）口服避孕药:可很好地控制周期,尤其适用于有避孕需求的患者。

（3）雌孕激素序贯法:如孕激素治疗后不出现撤退性出血,考虑是否为内源性雌激素水平不足,可用雌孕激素序贯法,常用于青春期患者。

（4）左炔诺孕酮宫内缓释节育系统(levonorgestrel-releasing intrauterine system,LNG-IUS):适用于生育期或围绝经期、无生育需求的患者。

3. 促排卵　用于生育期、有生育需求者,尤其是不孕患者。青春期患者不应采用促排卵药物来控制月经周期。

（1）氯米芬:若排卵失败,可重复用药,剂量逐渐增加。若内源性雌激素不足,可配伍少量雌激素,一般连用 3 个月。

（2）人绒毛膜促性腺激素(hCG):有类似 LH 的作用而诱发排卵,适用于体内 FSH 有一定水平、雌激素中等水平者。一般与其他促排卵药联用。

（3）尿促性素（hMG）：应警惕用 hMG 时并发卵巢过度刺激综合征，仅适用于对氯米芬效果不佳、要求生育，尤其是不孕的患者。

4. **手术治疗** 适用于药物治疗无效、无生育要求而应用药物治疗的患者，尤其是不易随访的年龄较大者，应考虑手术治疗。若刮宫诊断为癌前病变或癌变者，应按相关疾病处理。

（1）子宫内膜切除术（endometrial ablation）：利用宫腔镜下电切割或激光切除子宫内膜，或采用滚动球电凝或热疗等方法，直接破坏大部分或全部子宫内膜和浅肌层，使月经减少甚至闭经。术前需排除癌或癌前病变。

（2）子宫切除术：患者经各种治疗效果不佳，并了解所有药物治疗的可行方法后，由患者和家属知情选择后接受子宫切除。

（七）预后

青春期无排卵性 AUB 患者最终能否建立正常月经周期，与病程长短有关。发病 4 年内建立正常周期者占 63.2%，病程长于 4 年者较难自然痊愈，如多囊卵巢综合征（polycystic ovary syndrome，PCOS）。生育期患者应用促排卵药后妊娠可能性很大，但产后仅部分患者能有规律排卵或稀发排卵，多数仍为无排卵，月经可不规则。绝经过渡期患者病程可长可短，但能以绝经告终，仅个别发生癌变。

三、排卵性异常子宫出血

排卵性异常子宫出血（排卵性月经失调）较无排卵性少见。患者有周期性排卵，临床上有可辨认的月经周期。主要包含黄体功能不足、子宫内膜不规则脱落和子宫内膜局部异常所致的 AUB。

（一）黄体功能不足

月经周期中有卵泡发育及排卵,但黄体期孕激素分泌不足或黄体过早衰退,导致子宫内膜分泌反应不良和黄体期缩短。

1. 发病机制 黄体功能不足可由多种因素造成:卵泡期 FSH 缺乏,使卵泡发育缓慢,雌激素分泌减少,从而对垂体及下丘脑正反馈不足;LH 脉冲峰值不高及排卵峰后 LH 低脉冲缺陷,使排卵后黄体发育不全,孕激素分泌减少;卵巢本身发育不良,排卵后颗粒细胞黄素化不良,孕激素分泌减少。

2. 病理 子宫内膜形态一般表现为分泌期内膜,腺体分泌不良,间质水肿不明显或腺体与间质发育不同步。内膜活检显示分泌反应落后 2 日。

3. 临床表现 常表现为月经周期缩短。有时月经周期虽在正常范围内,但卵泡期延长、黄体期缩短,以致患者不易受孕或在妊娠早期流产。

4. 诊断 要点包括:根据病史、妇科检查无引起异常子宫出血的生殖器质性病变;基础体温双相型,但高温相小于 11 日;子宫内膜活检显示分泌反应至少落后 2 日。

5. 治疗方案

（1）促进卵泡发育:针对其发生原因,促进卵泡发育和排卵。

1）卵泡期使用低剂量雌激素:月经第 5 日起每日口服结合雌激素 0.625mg 或戊酸雌二醇 1mg,连续 5~7 日。

2）氯米芬:月经第 3~5 日每日开始口服氯米芬 50mg,连服 5 日。

（2）促进月经中期 LH 峰形成:在卵泡成熟后,给予绒促性素 5 000~10 000U,一次或分两次肌内注射。

（3）黄体功能刺激疗法:于基础体温上升后开始,隔日肌内注射绒促性素 1 000~2 000U,共 5 次。

（4）黄体功能补充疗法:一般选用天然孕酮制剂,自排卵后开始每日肌内注射孕酮 10mg,共 10~14 日。

（5）口服避孕药:尤其适用于有避孕需求的患者。一般周期性使用口服避孕药 3 个周期,病情反复者酌情延至 6 个周期。

（二）子宫内膜不规则脱落

月经周期有排卵,黄体发育良好,但萎缩过程延长,导致子宫内膜不规则脱落。

1. 发病机制　下丘脑 - 垂体 - 卵巢轴调节功能紊乱,或黄体溶解机制异常,引起黄体萎缩不全,内膜持续受孕激素影响,以致不能如期完整脱落。

2. 病理　正常月经第 3~4 日时,分泌期子宫内膜已全部脱落。黄体萎缩不全时,月经期第 5~6 日仍能见到呈分泌反应的子宫内膜。常表现为混合型子宫内膜。

3. 临床表现　表现为月经周期正常,但经期延长,长达 9~10 日,且出血量多。

4. 诊断　临床表现为经期延长,基础体温呈双相型,但下降缓慢。在月经第 5~7 日行诊断性刮宫,病理检查作为确诊依据。

5. 治疗方案

（1）孕激素:排卵后第 1~2 日或下次月经前 10~14 日开始,每日口服甲羟孕酮 10mg,连服 10 日。有生育要求者肌内注射黄体酮注射液。无生育要求者也可口服单相口服避孕药,自月经周期第 5 日始,每日 1 片,连续 21 日为一周期。

（2）绒促性素：用法同黄体功能不足，有促进黄体功能的作用。

（3）复方短效口服避孕药：抑制排卵，控制周期。

（三）子宫内膜局部异常所致异常子宫出血（abnormal utcrine bleeding-endometrial disorder，AUB-E）

当 AUB 发生在有规律且有排卵的周期，特别是经排查未发现其他原因可解释时，则可能是原发于子宫内膜局部异常所致的异常子宫出血。

1. 临床表现　可表现为月经过多（>80ml）、经间期出血或经期延长，而周期、经期持续时间正常。

2. 诊断　目前尚无特异方法诊断子宫内膜局部异常，主要基于在有排卵月经的基础上排除其他明确异常后而确定。

3. 治疗方案　先行药物治疗，推荐的治疗顺序为：①LNG-IUS 适用于 1 年以上无生育要求者；②氨甲环酸抗纤溶治疗或非甾体抗炎药可用于不愿或不能使用性激素治疗或想尽快妊娠者；③短效口服避孕药；④孕激素子宫内膜萎缩治疗仅用于紧急止血及病理检查。对于无生育要求者，可考虑保守性手术，如子宫内膜切除术。

（伍芳珍　刘　睿　尹金珠）

第二节　痛　经

一、概论

痛经（dysmenorrhea）为最常见的妇科症状之一，指行经前后或月经期出现下腹部疼痛、坠胀，伴有腰酸或其他不适。症状严重者影响生活和工作。痛经分为原发性和继发性两类,原发性痛经指生殖器无器质性病变的痛经,占痛经的90%以上;继发性痛经指由盆腔器质性疾病引起的痛经。本节仅叙述原发性痛经。

二、病因

原发性痛经的发生主要与月经来潮时子宫内膜前列腺素(prostaglandin, PG)含量增高有关。还受精神、神经因素影响,疼痛的主观感受也与个体痛阈有关。

三、临床表现

1. 原发性痛经在青春期多见,常在初潮后 1~2 年内发病。
2. 疼痛多自月经来潮后开始,最早出现在经前 12 小时,以行经第 1 日疼痛最剧烈,持续 2~3 日后缓解,疼痛常呈痉挛性,通常位于下腹部耻骨上,可放射至腰骶部和大腿内侧。
3. 可伴有头痛、头晕、恶心、呕吐、腹泻和四肢乏力等全身症状,严重时面色发白、出冷汗。
4. 妇科检查无异常发现。

四、诊断与鉴别诊断

根据月经期下腹坠痛,妇科检查无阳性体征,临床即可诊断。需与子宫内膜异位症、子宫腺肌病和盆腔炎性疾病引起的继发性痛经相鉴别。继发性痛经常在初潮后数年方出现症状,多有妇科器质性疾病史或宫内节育器放置史,妇科检查有异常发现,必要时可行腹腔镜检查加以鉴别。

五、治疗方案

（一）一般治疗

原发性痛经临床症状轻者一般不予以药物治疗,应注重心理治疗,缓解紧张、焦虑的精神状态,指导进行规律、适度的运动,平衡搭配膳食等均有助于缓解痛经症状。疼痛不能忍受时可辅以药物治疗。

（二）药物治疗

1. 前列腺素合成酶抑制剂　此类药物通过抑制前列腺素合成酶的活性,减少前列腺素的产生,防止子宫过度收缩,减轻痛经症状。常用药物有布洛芬、酮洛芬、甲氯芬那酸、双氯芬酸、甲芬那酸和萘普生。布洛芬 200~400mg,每日 3~4 次,或酮洛芬 50mg,每日 3 次。

2. 口服避孕药　口服避孕药不仅有良好的避孕效果,还可通过抑制排卵,减少月经血中前列腺素的含量,缓解痛经症状。适用于要求避孕的痛经妇女,疗效达 90% 以上。

（伍芳珍　刘　贞　尹金珠）

第三节　闭　　经

一、概论

闭经为常见的妇科症状,表现为无月经或月经停止。根据既往有无月经来潮,分为原发性闭经和继发性闭经。原发性闭经(primary amenorrhea)指年龄超过 14 岁,第二性征未发育;或年龄超过 16 岁,第二性征已发育,月经还未来潮。继发性闭经(secondary amenorrhea)指正常月经建立后月经停止6个月,或按自身原有月经周期计算停止3个周期以上者。

按生殖轴病变和功能失调的部位分类,可为下丘脑性闭经、垂体性闭经、卵巢性闭经、子宫性闭经以及下生殖道发育异常导致的闭经。

世界卫生组织(WHO)也将闭经归纳为3型:Ⅰ型为无内源性雌激素产生,卵泡刺激素(FSH)水平正常或低下,催乳素(PRL)水平正常,无下丘脑-垂体器质性病变的证据;Ⅱ型为有内源性雌激素产生,FSH及PRL水平正常;Ⅲ型为FSH升高,提示卵巢功能衰竭。

二、病因

(一)原发性闭经

较少见,多由遗传原因或先天性发育缺陷引起。根据第二性征的发育情况,分为第二性征存在和第二性征缺乏两类。

1. 第二性征存在的原发性闭经

(1)先天性子宫阴道缺如综合征(Mayer-Rokitansky-Kuster-Hauser syndrome):是由副中肾管发育障碍引起的先天畸形,可能由基因突变所致,和半乳糖代谢异常相关,染色体核型正常,为46,XX。促性腺激素正常,有排卵,外生殖器、输卵管、卵巢及女性第二性征正常。主要异常表现为始基子宫或无子宫、无阴道。

(2)雄激素不敏感综合征(androgen insensitivity syndrome):又称睾丸女性化综合征。该病为男性假两性畸形,染色体核型为46,XY,X染色体上的雄激素受体基因缺陷。性腺为睾丸,位于腹腔内或腹股沟。睾酮水平在正常男性范围,靶细胞睾酮受体缺陷,不发挥生物学效应,睾酮能通过芳香化酶转化为雌激素,故表型为女型。

（3）卵巢不敏感综合征（insensitive ovary syndrome），又称卵巢抵抗综合征。其特征有卵巢内多数为原始卵泡及初级卵泡；内源性促性腺激素，特别是 FSH 升高；卵巢对外源性促性腺激素不敏感；临床表现为原发性闭经，女性第二性征存在。

（4）生殖道闭锁：任何生殖道闭锁引起的横向阻断，均可导致闭经。

（5）真两性畸形：非常少见，同时存在男性和女性性腺，体核型可为 XX，XY 或嵌合体。女性第二性征存在。

2. 第二性征缺乏的原发性闭经

（1）低促性腺激素性性腺功能减退症（hypogonadotropic hypogonadism）：多因下丘脑分泌 GnRH 不足或垂体分泌促性腺激素不足而致原发性闭经。临床表现为原发性闭经，女性第二性征缺如，嗅觉减退或丧失，但女性内生殖器分化正常。

（2）高促性腺激素性性腺功能减退症（hypergonadotropic hypogonadism）：原发于性腺衰竭所致的性激素分泌减少可引起反馈性 LH 和 FSH 升高，常与生殖道异常同时出现。

1）特纳综合征（Turner's syndrome）：属于性腺先天性发育不全。性染色体异常，核型为 45，X0 或 45，X0/46，XX 或 45，X0/47，XXX。表现为原发性闭经，卵巢不发育，身材矮小，第二性征发育不良。

2）XY 完全型性腺发育不全（pure gonadal dysgenesis）：体格发育无异常，卵巢呈条索状无功能实体，子宫发育不良，女性第二性征发育差，但外生殖器为女型。

3）46，XY 型女性性发育异常（46，XY disorder of sexual development）：又称 Swyer 综合征。主要表现为条索状性腺及原发性闭经。具有女性生殖系统，但无青春期性发育，女性第二性征发育不良。

（二）继发性闭经

发生率明显高于原发性闭经。以下丘脑性最常见，其次为垂体、卵巢、子宫性及下生殖道发育异常闭经。

1. 下丘脑性闭经　指由中枢神经系统及下丘脑各种功能和器质性疾病引起的闭经，以功能性原因为主。下丘脑合成和分泌 GnRH 缺陷或下降导致垂体促性腺激素（Gn），即卵泡刺激素（FSH），特别是黄体生成素（LH）的分泌功能低下，属低促性腺激素性闭经。

（1）精神应激：机制可能与应激状态下下丘脑分泌的促肾上腺皮质激素释放激素和肾上腺皮质激素分泌增加，进而刺激内源性阿片肽和多巴胺分泌，抑制下丘脑分泌促性腺激素释放激素和垂体分泌促性腺激素有关。

（2）体重下降和神经性厌食：体重减轻 10%~15%，或体脂丢失 30% 时将出现闭经。因过度节食，导致体重急剧下降，最终导致下丘脑多种神经激素分泌降低，引起垂体前叶多种促激素包括 LH、FSH 和促肾上腺皮质激素（ACTH）等分泌下降。

（3）运动性闭经：肌肉 / 脂肪比率增加或总体脂肪减少，均可使月经异常。运动量剧增后，GnRH 释放受抑制使 LH 释放受抑制，也可引起闭经。

（4）药物性闭经：长期应用甾体类避孕药或某些药物引起继发性闭经，其机制是药物抑制下丘脑分泌 GnRH 或通过抑制下丘脑多巴胺，使垂体分泌催乳素增多。

（5）颅咽管瘤：瘤体增大可压迫下丘脑和垂体柄引起闭经、生殖器萎缩、肥胖、颅内压增高和视力障碍等症状。

2. 垂体性闭经　主要病变在垂体。腺垂体器质性病变或功能失调,均可影响促性腺激素分泌,继而影响卵巢功能引起闭经。

(1)垂体梗死:常见的为希恩综合征(Sheehan syndrome)。由于产后大出血休克,导致垂体尤其是腺垂体促性腺激素分泌细胞缺血坏死,引起腺垂体功能低下。

(2)垂体肿瘤:腺垂体各种腺细胞均可发生肿瘤。最常见的是分泌 PRL 的腺瘤,闭经程度与 PRL 对下丘脑 GnRH 分泌的抑制程度有关。因肿瘤分泌激素抑制 GnRH 分泌和/或压迫分泌细胞,促性腺激素分泌减少所致。

(3)空蝶鞍综合征(empty sella syndrome):因鞍膈先天性发育不全、肿瘤或手术破坏,脑脊液流入蝶鞍的垂体窝,使蝶鞍扩大,垂体受压缩小,称空蝶鞍。垂体柄受脑脊液压迫而使下丘脑与垂体间的门脉循环受阻时,出现闭经和高催乳素血症。

3. 卵巢性闭经　卵巢分泌的性激素水平低下,子宫内膜不发生周期性变化而导致闭经。

(1)卵巢早衰(premature ovarian failure, POF):40 岁前,由于卵巢内卵泡耗竭或医源性损伤,发生卵巢功能衰竭,称为卵巢早衰,以低雌激素及高促性腺激素为特征,表现为继发性闭经,常伴围绝经期症状。激素特征为高促性腺激素,特别是 FSH 升高,FSH>40U/L,伴雌激素水平下降。早发性卵巢功能不全(premature ovarian insufficiency, POI)是指女性在 40 岁以前出现卵巢功能减退,主要表现为月经异常(闭经、月经稀发或频发)、促性腺激素升高(FSH>25IU/L)、雌激素缺乏。

(2)卵巢功能性肿瘤:分泌雄激素的卵巢支持-间质细胞瘤,产生过量雄激素抑制下丘脑-垂体-卵巢轴功能而闭经。分泌雌激素的卵巢颗粒-卵泡膜细胞瘤,持续分泌雌激素抑制排卵,使子宫内膜持续增生而闭经。

（3）多囊卵巢综合征:以长期无排卵及高雄激素血症（hyperandrogenemia, HA）为特征。

4. 子宫性闭经　继发性子宫性闭经的病因包括感染、创伤导致宫腔粘连。

（1）阿谢曼综合征（Asherman syndrome）:又称"子宫腔粘连综合征",因人工流产刮宫过度或产后、流产后出血刮宫损伤子宫内膜,导致宫腔粘连而闭经。流产后感染、产褥感染、子宫内膜结核感染及各种宫腔手术所致的感染,也可造成闭经。宫颈锥切手术所致的宫颈管粘连、狭窄也可导致闭经。

（2）手术切除子宫或放疗:破坏子宫内膜也可引起闭经。

5. 其他　内分泌功能异常,如甲状腺、肾上腺和胰腺等功能紊乱也可引起闭经。

三、诊断

（一）病史

详细询问月经史,包括初潮年龄、月经周期、经期、经量和闭经期限及伴随症状等。发病前有无导致闭经的诱因,已婚妇女需询问生育史及产后并发症史。原发性闭经应询问第二性征发育情况,了解生长发育史、有无先天缺陷或其他疾病及家族史。

（二）体格检查

检查全身发育状况,原发性闭经伴性征幼稚者还应检查嗅觉有无缺失。妇科检查应注意内外生殖器发育,有无先天缺陷、畸形,已有性生活妇女可通过检查阴道及宫颈黏液了解体内雌激素的水平。第二性征检查有助于鉴别原发性闭经的病因。

（三）辅助检查

1. 功能试验　主要为药物撤退试验。

（1）孕激素试验（progestational challenge）：常用黄体酮、地屈孕酮或醋酸甲羟孕酮。停药后出现撤药性出血（阳性反应），提示子宫内膜已受一定水平雌激素影响。停药后无撤药性出血（阴性反应），应进一步行雌孕激素序贯试验。

（2）雌孕激素序贯试验：适用于孕激素试验阴性的闭经患者。

（3）垂体兴奋试验：又称 GnRH 刺激试验，了解垂体对 GnRH 的反应性。

2. 激素测定

（1）血类固醇激素测定：包括雌二醇、孕酮及睾酮测定。

（2）催乳素及垂体促性腺激素测定。

（3）肥胖、多毛、痤疮患者还需行胰岛素、雄激素（血睾酮、硫酸脱氢表雄酮、尿 17- 酮类固醇等）测定、口服葡萄糖耐量试验（OGTT）和胰岛素释放试验等，以确定是否存在胰岛素抵抗、高雄激素血症或先天性 21- 羟化酶功能缺陷等。库欣综合征可通过测定 24 小时尿皮质醇或 1mg 地塞米松抑制试验排除。

3. 影像学检查

（1）盆腔超声检查：观察盆腔有无子宫，子宫形态、大小及内膜厚度，卵巢大小、形态和卵泡数目等。

（2）子宫输卵管造影：了解有无宫腔病变和宫腔粘连。

（3）CT 或 MRI：用于盆腔及头部蝶鞍区检查，了解盆腔肿块和中枢神经系统病变性质，诊断卵巢肿瘤、下丘脑病变、垂体微腺瘤和空蝶鞍等。

（4）静脉肾盂造影:怀疑先天性子宫阴道缺如综合征时,用以确定有无肾脏畸形。

4. 宫腔镜检查　能精确诊断宫腔粘连。

5. 腹腔镜检查　能直视下观察卵巢形态、子宫大小,对诊断多囊卵巢综合征等有价值。

6. 染色体检查　对原发性闭经病因诊断及鉴别性腺发育不全病因、指导临床处理有重要意义。

7. 其他检查　如靶器官反应检查,包括基础体温测定、子宫内膜取样等。怀疑结核或血吸虫病,应行内膜培养。

（四）闭经的诊断步骤

首先区分是原发性闭经(图2-1)或继发性闭经(图2-2)。

四、治疗方案

1. 全身治疗　占重要地位,包括积极治疗全身性疾病,提高机体体质,供给足够营养,保持标准体重。

2. 激素治疗　明确病变环节及病因后,给予相应激素治疗以补充体内激素不足或拮抗其过多,达到治疗目的。

（1）性激素补充治疗:目的是维持女性全身健康及生殖健康,包括心血管系统、骨骼和骨代谢以及神经系统,促进和维持第二性征和月经。

1）雌激素补充治疗:适用于无子宫者。

2）雌、孕激素人工周期疗法:适用于有子宫者。

3）孕激素疗法:适用于体内有一定内源性雌激素水平的Ⅰ度闭经患者。

（2）促排卵:适用于有生育要求的患者。

1）氯米芬:是最常用的促排卵药物。适用于有一定内源性雌激素水平的无排卵者。

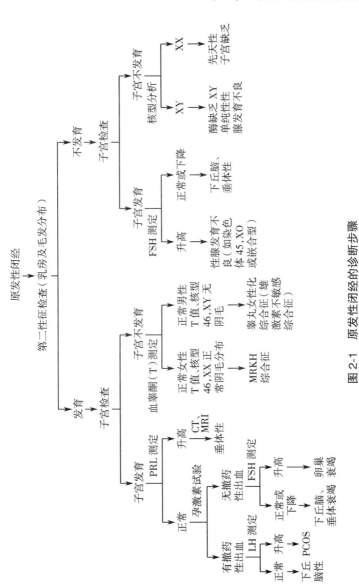

图 2-1 原发性闭经的诊断步骤

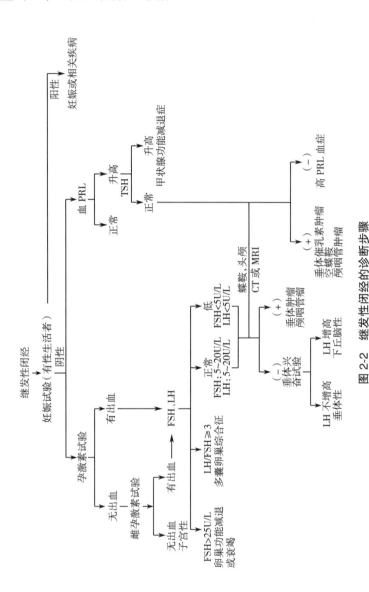

图 2-2 继发性闭经的诊断步骤

2）促性腺激素：适用于低促性腺激素闭经及氯米芬促排卵失败者，促卵泡发育的制剂有：①尿促性素；②卵泡刺激素，促成熟卵泡排卵的制剂为 hCG。常用 hMG 或 FSH 和 hCG 联合用药促排卵。

3）GnRH：适用于下丘脑性闭经。

（3）溴隐亭：多巴胺受体激动剂。通过与垂体多巴胺受体结合，直接抑制垂体 PRL 分泌，恢复排卵；溴隐亭还可直接抑制分泌 PRL 的垂体肿瘤细胞生长。

（4）其他激素治疗

1）肾上腺皮质激素：适用于先天性肾上腺皮质增生所致的闭经。

2）甲状腺素：如甲状腺片，适用于甲状腺功能减退引起的闭经。

3. 辅助生殖技术　对于有生育要求，诱发排卵后未成功妊娠、合并输卵管问题的闭经患者或因男方因素不孕者可采用辅助生殖技术治疗。

4. 手术治疗　针对各种器质性病因，采用相应的手术治疗。

（1）生殖器畸形：如处女膜闭锁、阴道横隔或阴道闭锁，均可通过手术切开或成形，使经血流畅。宫颈发育不良若无法手术矫正，则应行子宫切除术。

（2）阿谢曼综合征：多采用宫腔镜直视下分离粘连，随后加用大剂量雌激素和放置宫腔内支撑的治疗方法。术后宫腔内支撑放置 7~10 日，每日口服结合雌激素 2.5mg，第 3 周始用醋酸甲羟孕酮每日 10mg，共 7 日，根据停药出血量重复上述用药 3~6 个月。宫颈狭窄和粘连可通过宫颈扩张治疗。

（3）肿瘤：卵巢肿瘤一经确诊，应予以手术治疗。垂体肿瘤患者，应根据肿瘤部位、大小及性质确定治疗方案。对于催乳素瘤，常采用药物治疗，手术多用于药物治疗无效或巨腺瘤产生压迫症状者。其他中枢神经系统肿瘤多采用手术和/或放疗。含 Y 染色体的高促性腺激素闭经者，性腺易发生肿瘤，应行手术治疗。

（伍芳珍　邓惠群　尹金珠）

第四节　多囊卵巢综合征

多囊卵巢综合征（PCOS）是常见的生殖内分泌代谢性疾病，是遗传和环境因素共同导致的，临床表现高度异质，是以生殖障碍、内分泌异常、代谢紊乱和精神问题为特征的一组临床综合征。主要表现为稀发排卵、月经不调、临床高雄激素血症和不孕等。

一、内分泌特征与病理生理

内分泌特征有：①雄激素过多；②雌酮过多；③LH/FSH增大；④胰岛素过多。产生上述变化的可能机制如下。

1. 下丘脑 - 垂体 - 卵巢轴调节功能异常　由于垂体对促性腺激素释放激素（GnRH）敏感性增加，分泌过量 LH，刺激卵巢间质、卵泡膜细胞产生过量雄激素。卵巢内高雄激素抑制卵泡成熟，不能形成优势卵泡，但卵巢中的小卵泡仍能分泌相当于早卵泡期水平的雌二醇（E_2），加之雄烯二酮在外周组织芳香化酶作用下转化为雌酮（E_1），形成高雌酮血症。持续分泌的雌酮和一定水平雌二醇作用于下丘脑及垂体，对 LH 分泌呈正反馈，使 LH 分泌幅度及频率增加，呈持续高水平,无周期性,不形成月经中期 LH 峰,故无排卵发生。雌激素又对 FSH 分泌呈负反馈,使 FSH 水平相对降低,LH/FSH 增大。高水平 LH 又促进卵巢分泌雄激素;低水平FSH 持续刺激,使卵巢内小卵泡发育停止,无优势卵泡形成,从而形成雄激素过多、持续无排卵的恶性循环,导致卵巢多囊样改变。

2. 胰岛素抵抗和高胰岛素血症　外周组织对胰岛素的敏感性降低,胰岛素的生物学效能低于正常,称为胰岛素抵抗(insulin resistance)。约 50% 的患者存在不同程度的胰岛素抵抗及代偿性高胰岛素血症。过量胰岛素作用于垂体的胰岛素受体,可增强 LH 释放并促进卵巢和肾上腺分泌雄激素,又通过抑制肝脏性激素结合球蛋白(sex hormone-binding globulin,SHBG)合成,使游离睾酮增加。

3. 肾上腺内分泌功能异常　50% 的患者存在脱氢表雄酮(DHEA)及硫酸脱氢表雄酮(DHEAS)升高,可能与肾上腺皮质网状带 P450c17α 酶活性增加、肾上腺细胞对促肾上腺皮质激素(ACTH)敏感性增加和功能亢进有关。硫酸脱氢表雄酮升高提示过多的雄激素部分来自肾上腺。

二、病理

1. 卵巢变化　双侧卵巢均匀性增大,为正常妇女的 2~5倍,呈灰白色,包膜增厚、坚韧。切面见卵巢白膜均匀性增厚,较正常厚 2~4 倍,白膜下可见大小不等、≥12 个囊性卵泡,直径为 2~9mm。镜下见白膜增厚、硬化,皮质表层纤维化,细胞少,血管显著存在。白膜下见多个不成熟阶段呈囊性扩张的卵泡及闭锁卵泡,无成熟卵泡生成及排卵迹象。

2. 子宫内膜变化　因无排卵,子宫内膜长期受雌激素刺激,呈现不同程度增生性改变,甚至呈不典型增生。

三、临床表现

PCOS 多起病于青春期,主要临床表现包括月经失调、雄激素过量和肥胖。

1. 月经失调　为最主要症状。多表现为月经稀发(周期35日~6个月)或闭经。也可表现为不规则子宫出血,月经周期、行经期或经量无规律性。

2. 不孕　生育期女性因排卵障碍导致不孕。

3. 多毛、痤疮　是高雄激素血症最常见的表现。出现不同程度多毛,以性毛为主,阴毛浓密且呈男性型倾向。

4. 肥胖　50% 以上患者肥胖(体重指数≥28kg/m^2),且常呈腹部肥胖型(腰围/臀围≥0.8)。肥胖与胰岛素抵抗、雄激素过多、游离睾酮比例增加及瘦素抵抗有关。

5. 黑棘皮症　颈背部、腋下等处皮肤皱褶部位出现灰褐色色素沉着,呈对称性,皮肤增厚,质地柔软。

四、辅助检查

1. 基础体温测定　表现为单相型基础体温曲线。

2. 超声检查　见卵巢增大,包膜回声增强,轮廓较光滑,间质回声增强;一侧或两侧卵巢各有 12 个及以上直径为2~9mm 的无回声区,围绕卵巢边缘,呈车轮状排列,称为"项链"征。连续监测未见主导卵泡发育及排卵迹象。

3. 腹腔镜检查　见卵巢增大,包膜增厚表面光滑,呈灰白色,有新生血管。包膜下显露多个卵泡,无排卵征象,如无排卵孔、无血体和无黄体。镜下取卵巢活组织检查可确诊。

4. 诊断性刮宫　应选在月经前数日或月经来潮 6 小时内进行,刮出的子宫内膜呈不同程度增生改变,无分泌期变化。对闭经或月经不规律者,可以了解子宫内膜增生情况。目前临床较少使用。

5. 内分泌测定

(1)血清雄激素:睾酮水平通常不超过正常范围上限 2 倍,雄烯二酮常升高,脱氢表雄酮、硫酸脱氢表雄酮正常或轻度升高。

(2)血清 FSH、LH:血清 FSH 正常或偏低,LH 升高,但无排卵前 LH 峰值出现。LH/FSH ≥2~3。LH/FSH 升高多出现于非肥胖型患者,肥胖患者因瘦素等因素对中枢 LH 的抑制作用,LH/FSH 也可在正常范围。

(3)血清雌激素:雌酮(E_1)升高,雌二醇(E_2)正常或轻度升高,并恒定于早卵泡期水平,$E_1/E_2>1$,高于正常周期。

(4)尿 17- 酮类固醇:正常或轻度升高。正常时提示雄激素来源于卵巢,升高时提示肾上腺功能亢进。

(5)血清催乳素(PRL):20%~35% 的患者可伴有血清 PRL 轻度增高。

(6)抗米勒管激素(anti-Müllerian hormone, AMH):血清 AMH 多为正常人的 2~4 倍。

(7)其他:腹部肥胖型患者,应检测空腹血糖及进行口服葡萄糖耐量试验(OGTT),还应检测空腹胰岛素及葡萄糖负荷后血清胰岛素。肥胖型患者可有甘油三酯增高。

五、诊断

1. 目前采用较多的是鹿特丹标准:①稀发排卵或无排卵。②高雄激素的临床表现和 / 或高雄激素血症。③卵巢多囊样改变,超声提示一侧或双侧卵巢直径为 2~9mm 的卵泡 ≥12 个和 / 或卵巢体积≥10ml。④3 项中符合 2 项并排除其他高雄激素病因。

2. 月经稀发、闭经或不规则子宫出血是诊断的必需条件。同时符合下列 2 项中的一项,并排除其他可能引起高雄激素和排卵异常的疾病即可诊断为 PCOS:①高雄激素的临床表现或高雄激素血症;②超声表现为多囊卵巢形态(polycystic ovarian morphology, PCOM)。

六、鉴别诊断

1. 卵泡膜细胞增殖症　临床表现及内分泌检查与 PCOS 相仿但更严重,血睾酮高值,血硫酸脱氢表雄酮正常,LH/FSH 可正常。卵巢活组织检查,镜下见卵巢皮质黄素化的卵泡膜细胞群,皮质下无类似 PCOS 的多个小卵泡。

2. 肾上腺皮质增生或肿瘤　血清硫酸脱氢表雄酮值超过正常范围上限 2 倍时,应与肾上腺皮质增生或肿瘤相鉴别。肾上腺皮质增生患者的血 17α- 羟孕酮明显增高,ACTH 兴奋试验反应亢进,地塞米松抑制试验抑制率≤0.70。肾上腺皮质肿瘤患者对上述两项试验均无明显反应。

3. 分泌雄激素的卵巢肿瘤　卵巢支持细胞 - 间质细胞肿瘤、卵巢门细胞瘤等均可产生大量雄激素,多为单侧、实性肿瘤。超声、CT 或 MRI 可协助诊断。

4. 其他　催乳素水平升高明显,应排除垂体催乳素腺瘤。

七、治疗方案

1. 调整生活方式　肥胖型多囊卵巢综合征患者应控制饮食和增加运动,以降低体重和缩小腰围,可增加胰岛素的敏感性,降低胰岛素、睾酮水平,从而恢复排卵及生育功能。

2. 药物治疗

（1）调节月经周期:定期合理应用药物,对控制月经周期非常重要。

1）口服避孕药:为雌孕激素联合周期疗法,孕激素通过负反馈抑制垂体 LH 异常高分泌,减少卵巢产生雄激素,并可直接作用于子宫内膜,抑制子宫内膜过度增生和调节月经周期。雌激素可促进肝脏产生性激素结合球蛋白,减少游离睾酮。常用口服短效避孕药,周期性服用,疗程一般为 3~6 个月,可重复使用,能有效抑制毛发生长和治疗痤疮。

2）孕激素后半周期疗法:可调节月经并保护子宫内膜,对 LH 过高分泌同样有抑制作用,亦可达到恢复排卵的效果。

（2）降低血雄激素水平

1）糖皮质激素:适用于多囊卵巢综合征的雄激素过多为肾上腺来源或肾上腺和卵巢混合来源者。常用药物为地塞米松,每晚 0.25mg,口服,能有效抑制硫酸脱氢表雄酮浓度。剂量每日不宜超过 0.5mg,以免过度抑制垂体 - 肾上腺轴功能。

2）环丙孕酮:为 17- 羟孕酮类衍生物,具有很强的抗雄激素作用,能抑制垂体促性腺激素的分泌,使体内睾酮水平降低。与炔雌醇组成口服避孕药,对降低高雄激素血症和治疗高雄激素体征有效。

3）螺内酯:是醛固酮受体的竞争性抑制剂,抗雄激素机制是抑制卵巢和肾上腺合成雄激素,增强雄激素分解,并有在毛囊竞争雄激素受体的作用。剂量为每日 40~200mg,治疗多毛需用药 6~9 个月。出现月经不规则,可与口服避孕药联合应用。

（3）改善胰岛素抵抗：对肥胖或有胰岛素抵抗患者常用胰岛素增敏剂。二甲双胍可抑制肝脏合成葡萄糖,增加外周组织对胰岛素的敏感性。通过降低血胰岛素水平达到纠正患者高雄激素状态,改善卵巢排卵功能,提高促排卵治疗的效果。常用剂量为每次口服 500mg,每日 2~3 次。

（4）诱发排卵：对有生育要求者在生活方式调整、抗雄激素和改善胰岛素抵抗等基础治疗后,进行促排卵治疗。氯米芬为传统一线促排卵药物,氯米芬抵抗患者可给予来曲唑或二线促排卵药物如促性腺激素等。诱发排卵时易发生卵巢过度刺激综合征(ovarian hyperstimulation syndrome, OHSS),需严密监测,加强预防措施。

3. 手术治疗

（1）腹腔镜下卵巢打孔术(laparoscopic ovarian drilling, LOD):对 LH 和游离睾酮升高者效果较好。LOD 的促排卵机制为破坏产生雄激素的卵巢间质,间接调节垂体 - 卵巢轴,使血清 LH 及睾酮水平下降,增加妊娠机会,并可能降低流产的风险。研究显示,在腹腔镜下对多囊卵巢应用电针或激光打孔,每侧卵巢打孔以 4 个为宜,并且注意打孔深度和避开卵巢门,可获得 90% 的排卵率和 70% 的妊娠率。LOD 可能出现的问题有治疗无效、盆腔粘连及卵巢功能低下。

（2）卵巢楔形切除术：将双侧卵巢各楔形切除 1/3,可降低雄激素水平,减轻多毛症状,提高妊娠率。术后卵巢周围粘连发生率较高,临床已不常用。

（伍芳珍　单冬红　尹金珠）

第五节　高催乳素血症

一、概述

各种原因导致血清催乳素（PRL）异常升高，>1.14nmol/L（25μg/L），称为高催乳素血症（hyperprolactinemia）。

二、病因和发病机制

1. 下丘脑疾病　颅咽管瘤、炎症等病变影响催乳素抑制因子（PIF）的分泌，导致催乳素升高。

2. 垂体疾病　是引起高催乳素血症最常见的原因，以垂体催乳素瘤最常见。空蝶鞍综合征也可使血清催乳素增高。

3. 原发性甲状腺功能减退症　促甲状腺激素释放激素增多，刺激垂体催乳素分泌。

4. 特发性高催乳素血症　血清催乳素增高，多为2.73~4.55nmol/L，但未发现垂体或中枢神经系统疾病。部分患者数年后发现垂体微腺瘤。

5. 其他　多囊卵巢综合征、自身免疫性疾病、创伤（垂体柄断裂或外伤）、长期服抗精神病药、抗抑郁药、抗癫痫药、抗高血压药、抗胃溃疡药和阿片类药物均可引起血清催乳素轻度或明显升高。

三、临床表现

1. 月经紊乱及不育　85%以上患者有月经紊乱。生育期患者可不排卵或黄体期缩短，表现为月经少、稀发甚至闭经。青春期或青春期早期妇女可出现原发性闭经，生育期后多为继发性闭经。无排卵可导致不孕。

2. 溢乳 是本病的特征之一。溢乳通常表现为双乳流出或可挤出非血性乳白色或透明液体。

3. 头痛、眼花及视觉障碍 垂体腺瘤增大明显时,由于脑脊液回流障碍及周围脑组织和视神经受压,可出现头痛、眼花、呕吐、视野缺损及动眼神经麻痹等症状。

4. 性功能改变 由于垂体 LH 与 FSH 分泌受抑制,出现低雌激素状态,表现为阴道壁变薄或萎缩,分泌物减少,性欲减退。

四、诊断

1. 临床症状 对出现月经紊乱及不育、溢乳、闭经、多毛、青春期延迟者,应考虑本病。

2. 血液学检查 血清催乳素 >1.14nmol/L(25μg/L)可确诊为高催乳素血症。

3. 影像学检查 当血清催乳素 >4.55nmol/L(100μg/L)时,应行垂体磁共振检查,明确是否存在垂体微腺瘤或腺瘤。

4. 眼底检查 由于垂体腺瘤可侵犯和 / 或压迫视交叉,引起视盘水肿;也可因肿瘤压迫视交叉导致视野缺损,因而眼底、视野检查有助于确定垂体腺瘤的大小及部位。

五、治疗方案

1. 药物治疗

(1)甲磺酸溴隐亭:系多肽类麦角生物碱,选择性激动多巴胺受体,能有效降低催乳素。溴隐亭对功能性或肿瘤引起的催乳素水平升高均能产生抑制作用。溴隐亭治疗后肿瘤体积可缩小,使闭经 - 溢乳妇女月经和生育能力得以恢复。

主要副作用有恶心、头痛、眩晕、疲劳、嗜睡、便秘和直立性低血压等,用药数日后可自行消失。

（2）喹高利特:为作用于多巴胺 D_2 受体的多巴胺激动剂。多用于无法耐受甲磺酸溴隐亭副作用时。

（3）维生素 B_6: 20~30mg, 每日 3 次, 口服。和甲磺酸溴隐亭同时使用起协同作用。

2. 手术治疗　当垂体肿瘤产生明显压迫及神经系统症状或药物治疗无效时,应考虑手术切除肿瘤。

3. 放射治疗　用于不能坚持或耐受药物治疗者;不愿手术者;不能耐受手术者。放射治疗显效慢,可能引起垂体功能低下、视神经损伤和肿瘤等并发症,不主张单纯放疗。

（伍芳珍　刘贞　尹金珠）

第六节　经前期综合征

一、概述

经前期综合征(premenstrual syndrome)指反复在黄体期出现周期性以情感、行为和躯体障碍为特征的综合征,月经来潮后,症状自然消失。

二、病因

病因尚无定论,可能与精神社会因素、卵巢激素失调和神经递质异常有关。

1. 精神社会因素　经前期综合征患者对安慰剂治疗的反应率可为 30%~50%,部分患者精神症状突出,且情绪紧张时常使原有症状加重,提示社会环境与患者精神心理因素相互作用,参与经前期综合征的发生。

2. 卵巢激素失调　最初认为雌、孕激素比例失调是经前期综合征的发病原因,患者孕激素不足或组织对孕激素敏感性失常,雌激素水平相对过高,引起水钠潴留,致使体重增加。近年研究发现,经前期综合征患者体内并不存在孕激素绝对或相对不足,补充孕激素不能有效缓解症状。有研究认为可能与黄体后期雌、孕激素撤退有关。临床补充雌、孕激素合剂可减少性激素周期性生理性变动,能有效缓解症状。

3. 神经递质异常　经前期综合征患者在黄体后期循环中类阿片肽浓度异常降低,表现为内源性类阿片肽撤退症状,影响精神、神经及行为方面的变化。其他还包括5-羟色胺等的活性改变等。

三、临床表现

多见于25~45岁妇女,症状出现于月经前1~2周,月经来潮后迅速减轻直至消失。主要症状如下。

1. 躯体症状　头痛、背痛、乳房胀痛、腹部胀满、便秘、肢体水肿、体重增加、运动协调功能减退。

2. 精神症状　易怒、焦虑、抑郁、情绪不稳定、疲乏以及饮食、睡眠、性欲改变,而易怒是其主要症状。

3. 行为改变　注意力不集中、工作效率低、记忆力减退、神经质、易激动等。周期性反复出现为其临床表现特点。

四、诊断与鉴别诊断

诊断时一般需考虑下述3个因素:①经前期综合征的症状;②黄体晚期持续反复发生;③对日常工作、学习产生负面影响。诊断时需与轻度精神障碍及心、肝、肾等疾病引起的水肿相鉴别。

五、治疗方案

1. 心理治疗 帮助患者调整心理状态,给予心理安慰与疏导,让其精神放松,有助于减轻症状。患者症状严重者可进行认知-行为心理治疗。

2. 调整生活状态 包括合理的饮食及营养,戒烟,限制钠盐和咖啡的摄入。适当的身体锻炼可协助缓解神经紧张和焦虑。

3. 药物治疗

(1)抗焦虑药:适用于有明显焦虑症状者。阿普唑仑经前用药,0.25mg,每日 2~3 次口服,逐渐增量,最大剂量为每日 4mg,用至月经来潮第 2~3 日。

(2)抗抑郁药:适用于有明显抑郁症状者。氟西汀能选择性抑制中枢神经系统 5-羟色胺的再摄取。黄体期用药 20mg,每日 1 次口服,能明显缓解精神症状及行为改变,但对躯体症状疗效不佳。

(3)醛固酮受体的竞争性抑制剂:螺内酯 20~40mg,每日 2~3 次口服,可拮抗醛固酮而利尿,减轻水潴留,对改善精神症状也有效。

(4)维生素 B_6:可调节自主神经系统与下丘脑-垂体-卵巢轴的关系,还可抑制催乳素合成。10~20mg,每日 3 次口服,可改善症状。

(5)口服避孕药:通过抑制排卵缓解症状,并可减轻水钠潴留症状,抑制循环和内源性激素的波动。也可用促性腺激素释放激素类似物（GnRH analogue，GnRHa）抑制排卵。连用 4~6 个周期。

（伍芳珍　刘　贞　尹金珠）

第七节　绝经综合征

一、概述

绝经综合征（menopause syndrome）指妇女绝经前后出现性激素波动或减少所致的一系列躯体及精神心理症状。自然绝经指卵巢内卵泡生理性耗竭所致的绝经；人工绝经指两侧卵巢经手术切除或放射线照射等所致的绝经。人工绝经者更易发生绝经综合征。

二、内分泌变化

绝经前后最明显的变化是卵巢功能衰退，随后表现为下丘脑-垂体功能退化。

1. 雌激素　卵巢功能衰退的最早征象是卵泡对 FSH 的敏感性降低，FSH 水平升高。

2. 孕酮　绝经过渡期卵巢尚有排卵功能，仍有孕酮分泌。但因卵泡发育质量下降，黄体功能不良，导致孕酮分泌减少。绝经后无孕酮分泌。

3. 雄激素　绝经后雄激素来源于卵巢间质细胞及肾上腺，总体雄激素水平下降。其中雄烯二酮主要来源于肾上腺，量约为绝经前的一半。由于升高的 LH 对卵巢间质细胞的刺激增加，睾酮水平较绝经前增高。

4. 促性腺激素　卵泡闭锁导致雌激素和抑制素（inhibin）

水平降低以及 FSH 水平升高,是绝经的主要信号。

5. 促性腺激素释放激素(GnRH)　绝经后 GnRH 分泌增加,并与 LH 相平衡。

6. 抑制素　绝经后妇女血抑制素水平下降,较雌二醇下降早且明显。

7. 抗米勒管激素(AMH)　绝经后抗米勒管激素水平下降,较 FSH 升高、雌二醇下降早,能较早反映卵巢功能衰退。

三、临床表现

(一)近期症状

1. 月经紊乱　月经紊乱是绝经过渡期的常见症状。

2. 血管舒缩症状　主要表现为潮热,为血管舒缩功能不稳定所致,是雌激素降低的特征性症状。

3. 自主神经失调症状　常出现心悸、眩晕、头痛、失眠和耳鸣等自主神经失调症状。

4. 精神神经症状　围绝经期(perimenopausal period)妇女常表现为注意力不易集中,并且情绪波动大,如激动易怒、焦虑不安或情绪低落、抑郁、不能自我控制等情绪症状。记忆力减退也较常见。

(二)远期症状

1. 泌尿生殖器绝经后综合征(genitourinary syndrome of menopause, GSM)　主要表现为泌尿生殖道萎缩症状,出现阴道干燥、性交困难及反复阴道感染,排尿困难、尿痛和尿急等反复发生的尿路感染。

2. 骨质疏松　绝经后妇女雌激素缺乏使骨质吸收增加,导致骨量快速丢失,而出现骨质疏松。最常发生在椎体。

3. 阿尔茨海默病(Alzheimer's disease)　绝经后期妇女

比老年男性患病风险高,可能与绝经后内源性雌激素水平降低有关。

4. 心血管病变　绝经后妇女糖脂代谢异常增加,动脉硬化、冠心病的发病风险较绝经前明显增加。

四、诊断

需注意除外相关症状的器质性病变及精神疾病,卵巢功能评价等实验室检查有助于诊断。

1. 血清 FSH 值及 E_2 值测定　检查血清 FSH 值及 E_2 值了解卵巢功能。绝经过渡期血清 FSH>10U/L,提示卵巢储备功能下降。闭经、FSH>40U/L 且 E_2<10~20pg/ml,提示卵巢功能衰竭。

2. 抗米勒管激素(AMH)测定　AMH 低至 1.1ng/ml 提示卵巢储备下降;若低于 0.2ng/ml 提示即将绝经;绝经后 AMH 一般测不出。

五、治疗方案

治疗目标:应能缓解近期症状,并能早期发现和有效预防骨质疏松症、动脉硬化等老年性疾病。

(一)一般治疗

通过心理疏导,使绝经过渡期妇女了解绝经过渡期的生理过程,保持乐观的心态。

(二)激素补充治疗(hormone replacement therapy,HRT)

有适应证且无禁忌证时选用。HRT 是针对绝经相关健康问题而采取的一种医疗措施,可有效缓解绝经相关症状,从而改善生活质量。

1. 适应证

（1）绝经相关症状：潮热、盗汗、睡眠障碍、疲倦、情绪障碍，如易激动、烦躁、焦虑、紧张或情绪低落等。

（2）泌尿生殖道萎缩相关的问题：阴道干涩、疼痛、排尿困难、性交痛、反复发作的阴道炎、反复泌尿系统感染、夜尿多、尿频和尿急。

（3）低骨量及骨质疏松症：有骨质疏松症的危险因素（如低骨量）及绝经后期骨质疏松症。

2. 禁忌证　已知或可疑妊娠，原因不明的阴道流血，已知或可疑患有乳腺癌，已知或可疑患有性激素依赖性恶性肿瘤，最近 6 个月内患有活动性静脉或动脉血栓栓塞性疾病、严重肝及肾功能障碍、血卟啉症、耳硬化症、脑膜瘤（禁用孕激素）等。

3. 慎用情况　慎用情况并非禁忌证，包括：子宫肌瘤、子宫内膜异位症、子宫内膜增生史、尚未控制的糖尿病及严重高血压、有血栓形成倾向、胆囊疾病、癫痫、偏头痛、哮喘、高催乳素血症、系统性红斑狼疮、乳腺良性疾病、乳腺癌家族史，以及已完全缓解的部分性激素依赖性妇科恶性肿瘤。

4. 制剂及剂量选择　主要药物为雌激素，辅以孕激素。单用雌激素治疗仅适用于子宫已切除者，单用孕激素适用于绝经过渡期功能失调性子宫出血。

（1）雌激素制剂：戊酸雌二醇、结合雌激素、17β- 雌二醇经皮贴膜、尼尔雌醇。

（2）组织选择性雌激素活性调节剂：替勃龙，根据靶组织不同，其在体内的 3 种代谢物分别表现出雌激素、孕激素及弱雄激素活性。每日口服 1.25~2.5mg。

（3）孕激素制剂：常用醋酸甲羟孕酮，每日口服 2~6mg。

近年来倾向于选用天然孕激素制剂,如微粒化孕酮,每日口服100~300mg。

5. 用药途径及方案

（1）口服:主要优点是血药浓度稳定,但对肝脏有一定损害,还可刺激产生肾素底物及凝血因子。

1）单用雌激素:适用于已切除子宫的妇女。

2）雌、孕激素联合:适用于有完整子宫的妇女。

（2）胃肠道外途径:能缓解潮热,防止骨质疏松,能避免肝脏首过效应,对血脂影响较小。

6. 用药剂量与时间　选择最小剂量和与治疗目的相一致的最短时期,在卵巢功能开始衰退并出现相关症状时即可开始应用。停止雌激素治疗时,一般主张应缓慢减量或间歇用药,逐步停药,防止症状复发。

7. 副作用及危险性

（1）子宫出血:多为突破性出血,必须高度重视,查明原因,必要时行诊断性刮宫,排除子宫内膜病变。

（2）性激素副作用

1）雌激素:剂量过大可引起乳房胀、白带多、头痛、水肿和色素沉着等。

2）孕激素:包括抑郁、易怒、乳房痛和水肿,患者常不易耐受。

3）雄激素:有发生高血脂、动脉粥样硬化和血栓栓塞性疾病的危险,大量应用可出现体重增加、多毛及痤疮,口服时影响肝功能。

（3）子宫内膜癌:长期单用雌激素,可使子宫内膜异常增生和子宫内膜癌危险性增加。

（4）卵巢癌:长期应用HRT,卵巢癌的发病风险可能轻度增加。

（5）乳腺癌：应用天然或接近天然的雌孕激素可使乳腺癌的发病风险减小。

（6）心血管疾病及血栓性疾病：绝经对心血管疾病的发生有负面影响，HRT对防止心血管疾病发生有益，没有证据证明天然雌孕激素会增加血栓风险，但对于有血栓疾病者，应尽量选择经皮给药。

（7）糖尿病：HRT能通过改善胰岛素抵抗而明显降低糖尿病风险。

（三）非激素类药物

1. 选择性5-羟色胺再摄取抑制药 盐酸帕罗西汀20mg，每日1次，早晨口服，可有效改善血管舒缩症状及精神神经症状。

2. 钙剂 氨基酸螯合钙胶囊，每日口服1粒（含1g），可减缓骨质丢失。

3. 维生素D 适用于围绝经期妇女缺少户外活动者，每日口服400~500U，与钙剂合用有利于钙的吸收完全。

（伍芳珍　刘　睿　尹金珠）

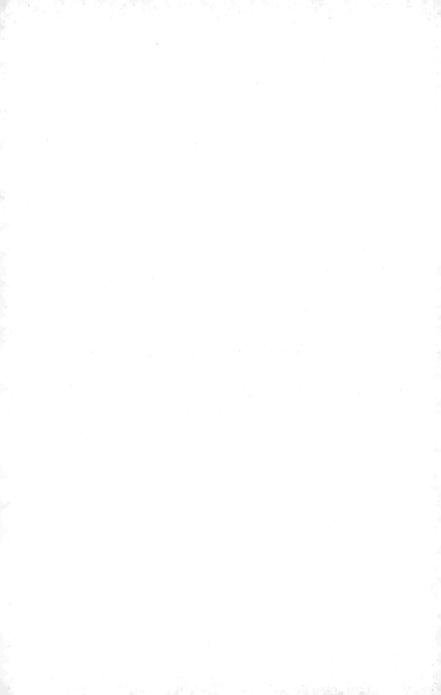

实 践 篇

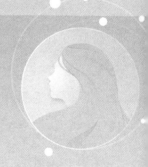

第三章　专科评估项目

专科评估是临床护士从基础理论转入临床操作的第一个技术应用阶段。在每一个评估过程当中,专科护士既要严格掌握各项专科评估项目的评分标准,更要全面了解患者的健康状况,给予患者具体的健康指引,为全方位实施健康干预做准备。

第一节　多毛症评估

一、概述

多毛症(hirsutism)是指妇女在面部、躯干和四肢出现男性类型的终(粗)毛。临床上大多数多毛症是由某种病变引起的雄激素分泌增多所致,如多囊卵巢综合征(PCOS)、分泌雄激素肿瘤、非经典型先天性肾上腺皮质增生和胰岛素抵抗综合征等。

人体的毛发根据毛的形态和结构,可以分为3类:①胎毛(lanugo),细而柔软,遍布胎儿的皮肤,在出生后4个月内脱落;②毫毛(vellus),柔软而无色素,长约2mm,主要分布于四肢;③终毛(terminal hair),是长毛,较粗并伴有色素沉着,如头发、胡须、腋毛、胸毛等,终毛>5mm。在临床工作中应严格、仔细做好多毛症的评估工作,避免造成漏诊或过度诊断。

二、评估标准

（一）改良 Ferriman-Gallwey（m-FG）评分

多毛症的评估标准目前多依据改良 Ferriman-Gallwey（m-FG）9 部位评分，部位包括上唇、下颌、胸部、上腹部、下腹部、上臂、大腿、上背部和下背部共 9 个激素相关部位，再将各部位的分值相加，总分≥4 分为中国女性多毛的诊断界值。具体部位及分值如下。

1. 上唇　根据毛发程度可分为 1~4 分：外侧少许毛（汗毛，触之柔软，无色素）评为 1 分；外侧小胡子（终毛，触之较硬，有色素）评为 2 分；胡须向内延伸至一半评为 3 分；胡须向内延伸至唇中线评为 4 分。

2. 下颌　根据毛发程度可分为 1~4 分：少许散在毛发评为 1 分；毛发形成小丛毛评为 2 分；毛发覆盖下颌，颜色较浅评为 3 分；毛发完全覆盖下颌，颜色深评为 4 分。

3. 胸部　根据毛发程度可分为 1~4 分：乳晕周围有毛评为 1 分；乳晕加中线有毛评为 2 分；毛发覆盖范围为胸部的 3/4 评为 3 分；完全覆盖整个胸部评为 4 分。

4. 上腹部　根据毛发程度可分为 1~4 分：少许中线毛评为 1 分；毛发较多，呈线状分布评为 2 分；毛发覆盖范围为上腹部的 1/2 评为 3 分；毛发完全覆盖整个上腹部评为 4 分。

5. 下腹部　根据毛发程度可分为 1~4 分：少许中线毛评为 1 分；毛发较多，呈线状分布评为 2 分；毛发覆盖范围呈带状分布评为 3 分；毛发呈倒 "V" 形分布评为 4 分。

6. 上臂　根据毛发程度可分为 1~4 分：毛发稀疏分布

于上臂外侧,分布面积少于 1/4 评为 1 分;毛发较多,但未完全覆盖上臂部评为 2 分;毛发完全覆盖上臂部,但毛发量少评为 3 分;毛发完全覆盖外侧表面,量多且颜色深评为 4 分。

7. 大腿 根据毛发程度可分为 1~4 分:毛发稀疏分布于大腿,分布面积少于 1/4 评为 1 分;毛发较多,但未完全覆盖大腿评为 2 分;毛发完全覆盖大腿,但量少评为 3 分;毛发完全覆盖大腿,量多且颜色深评为 4 分。

8. 上背部 根据毛发程度可分为 1~4 分:少许散在毛评为 1 分;毛发较多,但分布范围较广评为 2 分;毛发完全覆盖但量少评为 3 分;毛发完全覆盖,量多且颜色深评为 4 分。

9. 下背部 根据毛发程度可分为 1~4 分:骶尾部少许毛评为 1 分;毛发较多,部分呈横向延伸评为 2 分;毛发覆盖下背部的 3/4 评为 3 分;毛发完全覆盖,量多颜色深评为 4 分。

(二)三部位评分法

简易的三部位(上唇、大腿及下腹)评分法,指任何一部位 ≥2 分亦可诊断为多毛症,而乳晕、脐部周围可见粗毛则高度怀疑多毛症可能。

在临床评估中,经常发现患者因美观因素会对毛发进行处理,如不仔细加以询问容易导致漏诊,所以,临床护士评估患者毛发时,应提前询问患者的毛发有无自我治疗(如激光脱毛、剃毛等),如有,则应加以补充描述[如_____部位于_____(时间)做过_____脱毛处理],有利于临床精确诊断多毛症(附录 1 第一节)。

另外,多毛症患者如使用复方口服避孕药(combined oral contraceptive,COC)进行药物治疗,也可对毛发生长产生影响,临床上可 6~9 个月复查一次患者体毛,以便观察患者的治疗情况,为下一步诊疗计划做精准评估。

（张宇宏）

第二节　痤　疮　评　估

一、概述

痤疮是一种皮脂腺的慢性炎症性皮肤病,其发病率为70%~87%。它的发生主要与皮脂分泌过多、毛囊皮脂腺导管堵塞、细菌感染和炎症反应等诸多因素密切相关。引起痤疮的病理生理基础是皮脂腺快速发育和皮脂过量分泌,而皮脂腺的发育直接受雄激素支配。进入青春期后,由于性腺渐趋成熟,雄激素特别是睾酮的水平快速升高,而雄激素水平的升高可促进皮脂腺发育,并产生大量皮脂。此外,孕酮和肾上腺皮质中的脱氢表雄酮也有一定的促皮脂分泌作用。又浓又多的皮脂不能完全排泄出去,渐渐聚集在毛囊内,导致皮脂毛囊口堵塞,形成粉刺。刺激皮脂腺产生毛囊内的痤疮杆菌在这种富有营养并相对缺氧的环境内迅速繁殖,其分解产物侵蚀和破坏毛囊壁,使毛囊内含物进入真皮,从而引起毛囊皮脂腺的炎症反应。部分患者痤疮的发生还与机体的免疫功能有关,免疫反应起着重要的作用。

多囊卵巢综合征(PCOS)患者的痤疮为炎症性皮损,主要累及面颊下部、颈部、前胸和上背部。

二、分级

临床工作中,《中国痤疮治疗指南（2019 修订版）》和《多囊卵巢综合征诊治路径专家共识》是痤疮治疗及疗效评价的重要依据。根据痤疮皮损性质及严重程度,将痤疮分为 3 度 4 级,具体分值如下。

1. 轻度（Ⅰ级）　仅有粉刺,皮损 <30 个。

2. 中度（Ⅱ级）　除粉刺外还有炎性丘疹,皮损 30~50 个。

3. 中度（Ⅲ级）　除有粉刺、炎性丘疹外还有脓疱,皮损 50~100 个。

4. 重度（Ⅳ级）　除有粉刺、炎性丘疹及脓疱外还有结节、囊肿或瘢痕,皮损 >100 个。

三、日常护理重点

痤疮不宜用手挤压,因为挤压可使痤疮炎症扩散,轻则形成瘢痕或黑斑,重则引起脓疱或疖肿;另一方面,手沾有大量细菌,挤压会使细菌从破损处进入毛囊,造成继发感染;挤压还可促使炎性栓子逆流到头颅内的海绵窦,进而引起海绵窦血栓形成,甚至发生化脓性脑膜炎,造成严重后果。

痤疮患者建议用凉水或温水洗面,减少油脂附着皮肤,也可使用水溶性基质化妆品,保持毛孔良好的通透性,避免皮脂腺分泌物的聚积,进一步诱发痤疮的产生或加重痤疮。痤疮严重者可遵医嘱使用治疗性药物减轻临床症状,如使用复方口服避孕药（COC）进行药物治疗,建议 3~6 个月复查一次痤疮情况,用药过程中请保持心情愉悦,少吃脂肪和糖类等高热量、高糖食品；如痤疮严重可能合并感染者，应及时到专科门诊就医。

（张宇宏）

第三节 黑棘皮症评估

一、概述

黑棘皮症指颈后、腋下、外阴、腹股沟等皮肤皱褶处呈灰棕色或灰黑色，表面干燥、粗糙，进而皮肤增厚，表面有许多细小乳头状，隆起似天鹅绒样，触之柔软。随着病情进展，皮肤显粗厚，皮纹增宽加深，表面有乳头状或疣样结节，并可出现大的疣样赘生物。

黑棘皮症好发于颈部、腋下、乳房下、腹股沟、肘窝等皮肤褶皱位，严重者几乎全身皮肤均可受累。临床发现，严重的高胰岛素血症患者可出现黑棘皮症，常因胰岛素受体缺陷或由胰岛素受体抗体引起，称为 HAIR-AN 综合征，表现为高雄激素血症（hyperandrogenemia，HA）、胰岛素抵抗（insulin resistance，IR）和黑棘皮症（acanthosis nigricans，AN），是肥胖型内分泌紊乱患者常见的体征之一。

二、临床评估

黑棘皮症的临床评估对于指导患者饮食以及体重减轻后体征的改变有直接的参考及比对性意义，准确的临床评估有利于患者了解自身代谢情况，故临床工作中建议详细了解患者的黑棘皮症分级，而不是单纯了解患者有无黑棘皮症。黑棘皮症的评估可参考以下方法。

1. 0分 无黑棘皮症。

2. 1分 颈部和腋窝有细小疣状斑块,伴或不伴有受累皮肤色素沉着。

3. 2分 颈部和腋窝有粗糙疣状斑块,伴或不伴有受累皮肤色素沉着。

4. 3分 颈部、腋窝及躯干有粗糙的疣状斑块,伴或不伴有受累皮肤色素沉着。

黑棘皮症患者如经过生活干预体重下降明显(体重减至目前体重的5%~10%),建议分别在第3、6、9个月各复查一次体表症状,以便观察患者的代谢改善情况,为指导患者下一步饮食、运动方案做精准评估。

三、日常护理重点

黑棘皮症患者常因症状产生焦虑、抑郁情绪,影响日常学习、生活,临床工作中应做好此类患者的健康宣教,缓解患者的紧张情绪。

1. 心理干预 过度的紧张和担忧会造成神经衰弱,加重内分泌失调,导致病情更加严重,因此建议保持稳定的情绪、愉快的心情。

2. 饮食干预 建议摄入低血糖生成指数的食物,避免高盐、高油、高脂和辛辣食品的摄入,多吃新鲜蔬菜和水果。

3. 行为干预 保持良好的生活规律(早睡早起),注意劳逸结合。

4. 运动干预 适当选择有效的有氧运动,刺激胰岛素分泌,降低胰岛素抵抗水平。

5. 药物干预　按医嘱服用口服药物(二甲双胍),定时复诊。

（张宇宏）

第四节　女性雄激素性脱发评估

一、概述

女性雄激素性脱发(female androgenetic alopecia,FAGA)是一种常见的女性脱发疾病,由毛囊的逐渐小型化和随后头发数量的减少演变而来。它与遗传及雄激素过多等因素有关。临床表现主要为头顶部逐渐稀疏的弥漫性脱发,前发际、颞部很少受累,但患病率和严重程度随着年龄的增长而增加,对女性的心理健康和社交行为产生严重影响。有文献报道,PCOS患者FAGA的发生率在35%以上,而高雄激素血症是导致脱发的主要原因。

二、临床评估

临床工作中常用1977年发表的Ludwig分级作为目前常用的女性型脱发分级方法,按脱发严重程度分为3级,具体评估方法如下。

1. I级(轻度)　冠状区前部毛发变薄,前额发际线保留完整。

2. II级(中度)　冠状区部毛发明显变薄,无法以改变发型进行掩盖或掩盖困难。

3. III级(重度)　头顶毛发几乎完全脱落,前额发际线基本保留,无需拨开头发即可见头皮裸露。

FAGA 是一种进展缓慢、病因复杂、机制尚未明确的疾病,目前尚无任何方法可治愈。临床治疗的目的是延缓或者阻止脱发进展,药物干预至少需要 6~9 个月才能有效,故应早发现、早诊断,并采用个性化及多学科联合的综合治疗模式进行治疗。

三、日常护理重点

脱发患者常因症状产生焦虑、抑郁情绪,影响日常学习、生活,临床工作中应做好此类患者的健康宣教,缓解患者的紧张情绪。

1. 心理干预　过度的紧张和担忧会造成神经衰弱,加重内分泌失调,导致病情更加严重,因此建议保持稳定的情绪、愉快的心情。

2. 饮食干预　避免高盐、高油、高脂和辛辣食品的摄入,多吃新鲜蔬菜和水果。

3. 行为干预　保持良好的生活作息(早睡早起),注意劳逸结合。

4. 运动干预　适当选择有氧、无氧运动,提高免疫力。

5. 药物干预　按医嘱使用口服或外用药物,定时复诊。

（张宇宏）

第五节 乳房发育评估

一、概述

乳房的发育（双侧或一侧）是女性第二性征的最初特征，是女孩青春期开始的标志。一般女孩接近 10 岁时乳房开始发育，约经过 3.5 年发育为成熟型。

二、临床评估

乳房发育评估是 10~19 岁青春期患者就诊时的评估重点。Tanner 分期是临床常用评估标准，专科护士应严格掌握该评估标准，为临床用药提供必要指引（青春期患者乳房发育≥Tanner Ⅳ期，如有需求也可选用 COC），提高药物治疗的安全性。

Tanner 分期将乳房发育分为 5 期（图 3-1），具体评估方法如下。

1. Ⅰ期　为青春前乳房，仅见乳头稍突出。

2. Ⅱ期　为乳芽期，乳晕增大着色，乳晕和乳头微隆起，乳核直径不超过乳晕，是青春发育开始的标志。

3. Ⅲ期　为乳房和乳晕进一步增大，乳房大小超过乳晕，两者融合突起。

4. Ⅳ期　为乳晕和乳头突出于乳房之上，形成第二个隆起。

5. Ⅴ期　为成熟期，乳头突起，乳晕回缩，乳晕和乳房又连成一个半球形的大隆起（存在乳房不对称时，以发育更明显的一侧进行评估）。

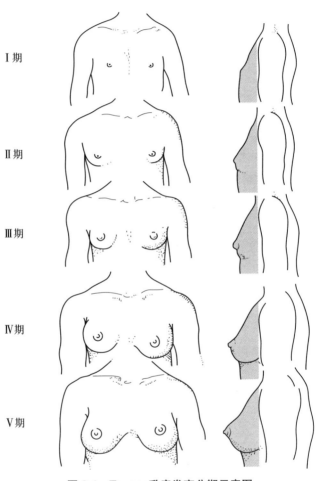

Ⅰ期

Ⅱ期

Ⅲ期

Ⅳ期

Ⅴ期

图 3-1 Tanner 乳房发育分期示意图

（张宇宏）

第六节 阴毛发育评估

阴毛是人体的第二性征之一。青春期肾上腺雄激素分泌增加引起阴毛的生长,女孩一般 11 岁左右开始出现阴毛的萌发,阴毛的疏密、粗细、色泽,可因个体和种族不同而异。女性阴毛生长在阴唇处、耻骨区和大腿内侧,分布形成倒三角,平时起到吸收汗液和黏液、减少摩擦和痛楚的作用。因此,无特殊情况不建议剔除阴毛,日常只要保证正常的清洁和卫生即可。

阴毛发育评估是 10~19 岁青春期患者就诊时的另一评估重点,而 Tanner 分期是临床常用的评估标准,阴毛发育达到 Tanner Ⅱ期即为女性青春发育开始的标志,专科护士应严格掌握该评估标准。

Tanner 分期将阴毛发育分为 5 期(图 3-2),具体评估方法如下。

1. Ⅰ期 为青春期前期,无阴毛。

2. Ⅱ期 阴唇部长出稀疏细长的浅黑色毛,直或稍弯曲。

3. Ⅲ期 阴毛变粗而卷曲,毛色加深,但稀少,长于阴阜处。

4. Ⅳ期 阴毛分布成为倒三角形,但分布范围较成人小,未达大腿内侧皮肤。

5. Ⅴ期 阴毛达成人女性的量和分布面积,成为明显的以耻骨上为底的倒三角形,向下扩展到大腿内侧皮肤。

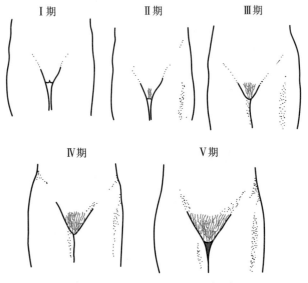

图 3-2　Tanner 阴毛发育分期示意图

（张宇宏）

第七节　乳头内陷评估

一、概述

正常乳头由乳头顶、乳头颈及乳头底 3 部分组成,外观呈类圆柱体,突出于乳晕皮肤表面。乳头顶部有数个输乳管及皮脂腺开口,平时可分泌皮脂。它主要有哺乳、感觉和保持乳房整体形态美的功能。

乳头内陷是一种常见的乳房疾病,即女性乳头不突出于乳晕的表面,甚至凹陷沉没于皮面,局部如同火山口状的现象。乳头内陷既可以由先天因素造成,也可由后天因素导致,发病率为 2%~10%。乳头内陷多为先天性乳头颈短所致,与遗传因素相关;部分青春期女性追求身材线条美,常穿流行紧身衣或过紧的胸罩,使乳头受压影响发育,也可造成乳头内陷;后天性乳头内陷还可由炎症、外伤、手术、乳腺导管扩张症和乳腺癌引起。乳头内陷影响美观,并对患者造成心理影响;严重者影响哺乳,甚至影响亲子关系。

二、分类

乳头内陷临床最常用的分类法是 Han 和 Hong 分类法,具体评估方法如下。

1. Ⅰ度(轻度) 乳头内陷但容易用手牵出并保持突度,乳头下轻微纤维化。

2. Ⅱ度(中度) 乳头内陷不易牵出且不能保持突度,回缩到乳房,临床最为常见,乳头下中等纤维化。

3. Ⅲ度(重度) 乳头内陷几乎不能用手牵出,乳头下严重纤维化。

三、日常护理重点

乳头内陷的预防与保健应从女婴出生就开始,最佳矫正时期是青春期。女性的胸罩应为棉制品,并经常换洗,穿戴适当,不可过紧;对于睡觉时有俯卧习惯的少女,要及时纠正;沐浴时用温水及毛巾清洗乳房,可轻轻用两手指将乳头挤出并向外牵拉,这是乳头内陷的矫正方法——保守治疗法。保守治疗法主要适用于Ⅰ度先天性乳头内陷,方法简单易行,但需要长期坚持。对于保守治疗效果欠佳,Ⅱ度、Ⅲ度的乳头内陷,则需要手术治疗。治疗乳头内陷应充分考虑到不同年龄段、乳头内陷程度以及是否要求保留哺乳功能等,选择合适的手术方法。

（张宇宏）

第八节 溢乳症评估

一、概述

溢乳症是女性的常见症状,可以分为生理性溢乳和病理性溢乳。生理性溢乳可以出现在妊娠期及哺乳期,或者口服避孕药引起的乳房溢乳。病理性溢乳是指在生理情况外,单侧或双侧乳房可见乳汁流出,或通过挤压乳房、乳晕后,可见乳头表面乳管的开口处有非血性乳白色或透明液体溢出,持续时长可能是间断性的,也可能持续数月甚至更长时间。病理性溢乳常见于高催乳素血症、垂体催乳素瘤、原发性甲状腺功能减退症和多囊卵巢综合征等疾病。

溢乳患者应尽早到专科诊治,溢乳程度越严重,月经异常、高催乳素性血症和垂体肿瘤的发生比例越高。专科评估时应仔细询问患者有无激素用药史,乳房有无胀痛感,以及日常有无进行乳房的清洁和护理,以排除假性溢乳。

二、日常护理重点

溢乳患者常因症状产生焦虑、抑郁情绪,影响日常学习、生活,临床工作中应做好此类患者的健康宣教,缓解患者的紧张情绪。

1. 心理干预 过度的紧张和担忧会造成神经衰弱,加重内分泌失调,导致病情更加严重,因此保持稳定的情绪、愉快的心情有利于早日康复。

2. 饮食干预　少吃油炸食品、动物脂肪、甜食,避免过多进补,多吃蔬菜和水果,多吃粗粮。

3. 行为干预　保持良好的生活规律,注意劳逸结合。

4. 运动干预　适当选择有氧、无氧运动,提高免疫力。

5. 药物干预　禁止滥用避孕药物,在服用避孕药或者其他药物前,要详细咨询医生。

6. 日常护理　沐浴时用毛巾和温水轻轻擦拭乳房,保持其清洁;选择合适的胸罩,避免过紧,造成乳房压迫;避免脸朝下,压迫胸部入睡;避免习惯性搓揉、刺激乳房。

（张宇宏）

第九节　满月脸评估

一、概述

满月脸（full moon face）:指特征性的面部肥胖,即脸似满月。典型表现包括面部圆润、水肿,双颊、上唇突出,锁骨上窝处饱满。查体可见面如满月,皮肤发红,常伴有痤疮和胡须生长。

二、病因

满月脸的主要病因如下。

1. 皮质醇增多症　患者典型表现为水牛背,向心性肥胖而四肢细长,皮肤变薄、透明且有紫纹、瘀斑。其他类库欣综合征症状包括痤疮、出汗较多、乏力、肌肉消耗、肌无力、创伤愈合困难、血压升高和性格改变。除上述表现外,女性还可能表现为多毛症、闭经或月经过少。

2. 其他病因

（1）药物:99% 以上的满月脸由糖皮质激素（如可的松、地塞米松、氢化可的松、泼尼松）的长期使用所引起。

（2）肾上腺肿瘤或增生:在婴儿和年龄偏小的儿童中,满月脸常提示肾上腺腺瘤或癌。7 岁以后,满月脸多提示脑垂体促肾上腺皮质激素异常分泌引起的双侧肾上腺增生。

（3）罕见病:如猫叫综合征。

成年女性如出现满月脸应排除药物因素,仔细询问病史及用药情况,建议就诊相关专科进一步调整用药。若超声提示肾上腺肿瘤或增生,建议就诊内分泌科进一步诊治。

三、日常护理重点

1. 一般护理　停止口服激素类的药物,进行生理盐水冷湿敷,但湿敷的时间不能过长,以免皮肤过于干燥、缺水。

2. 饮食干预　治疗期间禁忌辛辣、刺激的食物,忌酒。饮食要以低脂、低热量、低盐、低糖和高蛋白饮食为主,推荐红豆、薏米、玉米、南瓜、鸡肉、豆制品、黄瓜、苹果和山药等食物。

3. 行为干预　注意防晒,如打伞、戴帽子,尽可能不用防晒霜、防晒乳,减少对皮肤的刺激。加强对皮肤的护理,可以应用医用的润肤乳、润肤霜来修复皮肤屏障,保持皮肤湿润。适量运动,减少体脂,增加肌肉含量。

4. 医疗干预　可以进行口服脱敏药物的治疗,如盐酸奥洛他定片和盐酸非索非那定片。外用炉甘石洗剂,或者他克莫司软膏、尿素维 E 乳膏混合外用。

（梁 祝）

第十节 贫血貌评估

一、概述

贫血（anemia）是指人体外周血红细胞容量减少,低于正常范围下限的一种常见的临床症状,临床上常以血红蛋白（Hb）浓度来评价。在我国海平面地区,成年女性（非妊娠状态）Hb<110g/L,孕妇 Hb<100g/L 即可诊断为贫血。

二、临床分度

根据血红蛋白浓度的不同,成年女性的临床贫血可分为以下 4 度。

1. 轻度贫血　90≤Hb<110g/L。
2. 中度贫血　60≤Hb<90g/L。
3. 重度贫血　30≤Hb<60g/L。
4. 极重度贫血　Hb<30g/L。

三、临床表现

贫血最早出现的症状有头晕、乏力和困倦,最常见、最突出的体征是面色苍白。症状的轻重取决于贫血的速度、贫血的程度和机体的代偿能力。

苍白是贫血时皮肤、黏膜的主要表现。贫血貌可表现为甲床、黏膜、眼睑结膜和皮肤苍白或黄白,以口唇、口腔黏膜、睑结膜及甲床最为明显。亦可表现为面色晦暗、蜡黄,

87

皮肤干燥、无光泽,毛发稀少、容易脱落,指甲薄脆、易断裂;溶血性贫血,特别是血管外溶血性贫血,可引起皮肤、黏膜黄染。

成年女性易因过度控制饮食或处于妊娠期或哺乳期导致营养性贫血,亦可因为内分泌紊乱或器质性疾病导致月经不调或过多,从而出现失血性贫血。当发生上述情况时应注意是否有头晕、乏力等贫血症状,及时就诊评估是否发生贫血及贫血的严重程度。

四、日常护理重点

1. 一般护理 重度贫血需卧床休息,限制活动。避免突然改变体位后发生晕厥,注意安全。贫血伴心悸气促时应给予吸氧。注意防止交叉感染,尽量不要去公共场所。

2. 饮食干预 增加高蛋白、高维生素类食物摄取,如瘦肉、猪肝、豆类和新鲜蔬菜等,注意色、香、味烹调,促进食欲。缺铁性贫血可增加动物的内脏(如心、肝、肾)以及牛肉、鸡蛋黄、大豆、菠菜、红枣和黑木耳等的摄入。

3. 行为干预 维持良好的生活作息,保证充足的睡眠时间,避免过度劳累。适量运动,增强免疫力。

4. 医疗干预 根据贫血的病因遵医嘱服药,定期复诊。

(梁 祝)

第十一节 营养发育评估

身高、体重是评估人体发育情况正常与否的基础指标,临床使用的"理想体重"与"体重指数(BMI)"均可用于评估人体的营养状态和胖瘦程度。其中理想体重的计算公式为身高（cm）-105，数值上下浮动 5% 之内都属于正常值范围；体重指数的计算公式是 BMI= 体重（kg）÷ 身高 ^{2}（m^2）。参照国家卫生健康委员会发布的《成人肥胖食养指南（2024 年版）》，BMI<18.5kg/m^2 为体重过低，18.5kg/m^2≤BMI<24.0kg/m^2 为体重正常，24kg/m^2≤BMI<28kg/m^2 为超重，BMI≥28kg/m^2 为肥胖。应特别注意的是，BMI 的正常值范围适用于我国健康成年人，不适用于青少年、孕妇、肌肉特别发达的个体（如运动员等）以及其他人种，故临床测量指标按不同人群加以区别。

一、临床检测常用测量术语、定义及检测方法

1. 身高　身高（body height）是指站立位头部最高点到足底的垂直距离，一般以"厘米"（cm）作为单位，也经常用"米"（m）作为单位。

2. 体重　体重（body weight）指人体的总重量，一般用重量单位"千克"表示，符号为 kg。

3. 腰围　腰围（waist circumference）为腋中线肋弓下缘和髂嵴连线中点的水平位置体围的周径长度，是反映脂肪总量和脂肪分布的综合指标，一般以"厘米"（cm）为单位。测量方法：被测者站立，两眼平视前方，自然均匀呼吸，腹部放松，两臂自然下垂，双足并拢。测量者应在被测量者呼气之末，吸气未开始时用软尺进行测量，测量时，将测量尺紧贴被测量者软组织，但不要把皮尺拉得太紧或太松，力求仔细、准确，测量值精确到 0.1cm。80cm≤ 女性腰围 <85cm 考虑为中心型肥胖前期，女性腰围 ≥85cm 判定为中心型肥胖。

4. 臀围　臀围（hip circumference）反映髋部骨骼和肌肉

的发育情况,一般以"厘米"(cm)为单位。测量方法:被测者两腿并拢直立,自然均匀呼吸,腹部放松,两臂自然下垂,双足并拢。测量者将软尺水平放在被测者前面的耻骨联合和背后臀大肌最凸处,测量时不要把皮尺拉得太紧或太松,力求仔细、准确,测量值精确到 0.1cm。

5. 腰臀比 腰臀比(waist-to-hip ratio,WHR)指的是腰围和臀围的比值,也是判定中心型肥胖的重要指标,计算公式为腰臀比 = 腰围 ÷ 臀围,女性在 0.67~0.8 之间,WHR≥0.85 为中心型肥胖,腰臀比越高,健康风险越高。

二、临床常用检查方法推荐

理想体重法和 BMI 法无法区分患者脂肪重量与去脂体重(体重或 BMI 相似患者体成分可能相差很大),因此使用理想体重法和 BMI 法评估患者体成分在实际应用上有一定的局限性。而准确评价脂肪含量和去脂体重等体成分对于指导内分泌患者保持健康体重,控制超重和肥胖以及相关慢性病的发生风险有更加具体的指导意义,所以,临床上更推荐运用生物电阻抗法进行人体成分及能量代谢监测来全面分析患者的体重。

生物电阻抗法可测得细胞内液、细胞外液、体内总水分、体脂肪、体蛋白、肌肉、瘦体重和矿物质 8 种人体成分,并推算出 11 项指标,分别为脂肪百分比、肥胖度、BMI、基础代谢率、标准肌肉、标准体重、体重控制、脂肪控制、肌肉控制、目标体重和水肿系数,具有安全、准确、便捷等特点,可客观反映患者身体组成的变化,可作为评估患者营养状态和评价营养支持、干预效果的重要工具之一,在国外已被广泛用于评估健康人群和存在营养不良风险患者的营养状况,其缺点是易受体液变化,如饮水、膳食、腹泻及运动等影响,故受检者检查前应排空大、小便,尽量去掉衣服和佩戴物品(包括装饰品、手机、钥匙、手表等),获得净重,脱下袜子,湿润手掌和足底,以正确姿势站立于检测仪器相应位置,按要求进行检测。

临床工作按测定结果中不同的脂肪量与肌肉量,将患者分成以下常见类型进行分类管理(详见第四章):①高体脂高肌肉型;②高体脂正常肌肉型;③高体脂低肌肉型;④正常体脂正常肌肉型;⑤正常体脂低肌肉型;⑥低体脂低肌肉型。

(张宇宏)

第十二节 骨密度评估

一、概述

骨密度(bone mineral density)全称为骨骼矿物质密度,是骨骼强度的一个重要指标,单位为 g/cm^3。在临床使用骨密度值时,由于不同的骨密度检测仪的绝对值不同,通常使用 T 值判断骨密度是否正常。骨密度可以反映骨质疏松程度,是预测骨折危险性的重要依据。

二、分级

根据 T 值的大小,骨密度可分为以下 4 级。

1. T 值≥-1.0 属于正常骨量。

2. -2.5<T 值 <-1.0 属于低骨量。

3. T 值≤-2.5 属于骨质疏松。

4. T 值≤-2.5,同时伴有一处或者多处的脆性骨折,属于严重的骨质疏松。

骨质疏松症(osteoporosis)是多种原因导致的骨密度和骨质量下降,骨微结构破坏,造成骨脆性增加,从而容易发生骨折的全身性骨病。

骨质疏松症分为原发性和继发性两大类。原发性骨质疏松症又分为绝经后骨质疏松症(Ⅰ型)、老年性骨质疏松症(Ⅱ型)和特发性骨质疏松(包括青少年型)3 种。绝经后骨质疏松症一般发生在妇女绝经后 5~10 年内;老年性骨质疏松症一般指 70 岁后发生的骨质疏松;而特发性骨质疏松主要发生在青少年,病因尚不明确。

对于围绝经期妇女,有必要进行骨密度测定了解骨质疏松情况。必要时遵医嘱进行激素替代治疗。如有腰背痛、周身酸痛、身高缩短和容易骨折等情况,应尽早就医。

三、日常护理重点

1. 一般护理 规律作息,忌烟酒,慎用影响骨代谢的药物等。采取防止跌倒的各种措施,如注意是否有增加跌倒风险的疾病和药物,加强自身和环境的保护措施等。

2. 饮食干预 合理饮食,营养均衡,多食用含钙高的食物,如牛奶、虾类、豆制品、粗杂粮和绿叶蔬菜等。

3. 行为干预 多晒太阳,注意适当进行户外活动,有助于骨健康的体育锻炼和康复治疗。

4. 医疗干预 补充钙剂和维生素 D,根据中国营养学会制定的《中国居民膳食营养素参考摄入量(2023 版)》,成人每日钙的推荐摄入量为 800mg。成人(18~65 岁)维生素 D 推荐摄入量为 400IU(10μg)/d,65 岁以上老年人的推荐摄

入量为 600IU（15μg）/d。治疗骨质疏松症时剂量可为 800~
1 200IU（20~30μg）/d。绝经期女性经全面评估利弊，排除禁
忌证后可使用激素替代疗法，并定期复诊行乳腺、妇科超声，
评估肝肾、凝血功能等。

（梁 祝）

第十三节 心 理 评 估

一、概述

内分泌系统是调节人体生理、代谢功能的重要系统，该系
统和神经系统紧密联系，维持机体正常的内环境。当女性长
期处于紧张的工作状态，经常熬夜或滥用口服避孕药时，往往
会导致机体内分泌功能紊乱，出现月经不调、痛经和闭经等
问题，而患者对疾病的不理解会导致焦虑、抑郁等负面情绪
的出现。心理问题若不及时缓解，往往会雪上加霜，加剧疾
病的严重程度，因此，医护人员在接诊内分泌疾病患者时，务
必尽早对患者的心理状态进行筛查，一旦发现问题，应及时
干预。

二、临床评估

妇科内分泌疾病患者常见的心理问题有焦虑和抑郁两
种。医护人员可通过与患者的交流初步判断其精神及心理状
态，同时结合专业的评估量表进行科学、系统的心理评估。

1. 焦虑评估（附录1第二节） 可采用广泛性焦虑量表
（GAD-7）对患者的焦虑情况进行评估。该量表包含 7 个条
目，适合门诊患者使用。量表的每项分值为 0~3 分，合计

0~21 分。0 分:完全不会,3 分:几乎每天都发生。分值越高,说明患者的焦虑程度越严重。评分标准:轻度为 6~9 分,中度为 10~14 分;重度为 15~21 分。

2. 抑郁评估(附录 1 第三节)　可采用患者健康问卷(PHQ-9)对患者的抑郁情况进行评估。PHQ-9 由 9 个题目组成,每题 0~3 分,合计 0~27 分。0 分:完全不会;3 分:几乎每天都会发生。分值越高,抑郁状态的严重程度越高。0~5 分为无抑郁,6~9 分为轻度抑郁,10~19 分为中度抑郁,≥20 分为重度抑郁。

三、日常护理要点

1. 医护人员在接诊患者时应做到耐心倾听,认真解答患者的疑问,帮助患者建立乐观积极的态度。

2. 医护人员应向患者普及内分泌失调相关知识,如发病机制、致病因素及预后等,让其与病友相互鼓励、交流治疗心得、共同探讨疾病知识,可提升治疗依从性,促进疾病恢复。

3. 医护人员应积极鼓励患者参与治疗对策的制定,同时鼓励患者家属积极配合护理工作,对患者多关怀、多交流、多陪伴,与患者共同面对疾病,给予家庭支持。

4. 建议患者寻找合适的缓解压力的方法,如听音乐、户外活动、练习瑜伽或与家人朋友倾诉,避免出现或加重焦虑、抑郁情绪。

5. 初筛或复诊时发现患者出现重度焦虑、抑郁等负性情绪,应及时转介到临床心理门诊进行专业的评估和治疗。

(张宇宏　赵翠贤)

第十四节　睡 眠 评 估

一、概述

正常、良好的睡眠对于人体体力和精力的恢复、记忆的巩固和再整合、免疫功能、激素分泌节律等均具有重要的意义，当睡眠质量不能保证（如无法获得充足的睡眠时间或良好的睡眠质量），可导致机体日间功能障碍，造成女性超重、肥胖、抑郁和月经不调等问题，引发内分泌和代谢性疾病。内分泌紊乱的女性由于体内激素调节的失衡，睡眠质量下降，更容易产生焦虑、抑郁等负性情绪，如负面情绪得不到缓解，会进一步加剧患者的失眠状态，使患者的内分泌环境更加紊乱。因此，睡眠、激素和情绪三者之间相互影响，当其中一个环节出现问题时，会导致三者形成恶性循环。因此，医护人员除了要关注患者的情绪状态外，还应同时评估患者的睡眠质量，并及时采取措施进行干预。

二、临床评估

临床睡眠质量评估推荐采用国际上通用的匹兹堡睡眠质量指数（Pittsburgh sleep quality index，PSQI）（附录 1 第四节）评估患者的睡眠质量。该表由 19 个自评和 5 个他评条目构成，其中第 19 个自评条目和 5 个他评条目不参与计分，18 个自评条目共组成 7 个成分，分别为主观睡眠质量、入睡时间、睡眠时间、睡眠效率、睡眠障碍、催眠药物及日间功能。每个成分按 0~3 分计分，累计各成分得分即为 PSQI 总分，总分范围为 0~21 分,得分越高表示睡眠质量越差,>7 分为存在睡眠障碍。

如经评估发现患者确实存在睡眠障碍问题,应进一步详细询问其具体生活习惯,如入睡时间、是否主动或被动熬夜、熬夜原因等,并根据评估结果判断影响患者睡眠质量的具体因素,从而提出相应的解决方案。

三、日常护理重点

1. 建议患者养成早睡早起的习惯。

2. 建议患者入睡前 1~2 小时避免剧烈运动。推荐进行低强度的运动锻炼(如阴瑜伽、散步等),有助于提升睡眠质量。

3. 建议患者在入睡前 1~2 小时避免大量进食。更应尽量避免辛辣、刺激的食物摄入。

4. 日常生活中应减少浓茶或咖啡的摄入,日常饮品以白开水为宜。

5. 不建议患者使用药物帮助入睡,如需使用,应在专业医师的指导下用药,避免滥用或误用。

6. 鼓励患者寻找合适的缓解负性情绪的方法,如运动、旅行等,在生活中保持身心愉悦,积极向上。

（张宇宏　赵翠贤）

第十五节　身体活动评估

一、身体活动的概念

身体活动（physical activity）指由于骨骼肌收缩引起机体能量消耗增加的所有活动。身体活动包括频率（frequency）、强度（intensity）、时间（timing）和类型（type）4个基本要素，也就是FITT原则。另外，还有身体活动量（volume）和进度（progress），统称FITT-VP原则。

二、身体活动的分类

身体活动按日常活动分类包括职业性身体活动、交通往来身体活动、家务性身体活动和业余休闲身体活动；按能量代谢分类包括有氧运动（指躯干、四肢等大肌肉群参与为主的、有节律、较长时间、能够维持在一个稳定状态、以有氧代谢为主要供能途径的运动形式，也叫耐力运动）和无氧运动（指以无氧代谢为主要供能途径的运动形式，一般为肌肉的强力收缩活动）；按生理功能和运动方式分类包括柔韧性活动（伸展性活动）、强壮肌肉活动、平衡性活动、健骨运动和高强度间歇训练。

三、身体活动强度的常用指标

临床判断身体活动强度的常用指标分为绝对强度（也称物理强度）和相对强度（也称生理强度）两类指标。

（一）绝对强度

根据身体活动的绝对物理负荷量测定的强度水平,通常为普通健康成年人的某种运动测定结果。常用指标为代谢当量（metabolic equivalent, MET）。代谢当量是指相对于安静休息时运动的能量代谢水平,1MET相当于每分钟每公斤体重消耗3.5ml的氧,或每公斤体重每分钟消耗1.05kcal（4.4kJ）能量的活动强度。代谢当量是目前国际上反映运动绝对强度的常用指标。依据绝对强度指标,即代谢当量水平,身体活动可以分为以下几种强度。

1. 低强度　心率为最大心率的40%~60%,自我感知运动强度为较轻,代谢当量<3METs,强度小于3METs的活动可以增加能量消耗,有助于体重控制。

2. 中强度　心率为最大心率的60%~70%,自我感知运动强度为稍累,代谢当量3~6METs;可以降低心血管病、糖尿病、结肠癌和乳腺癌等慢性病的发生风险和病死率。

3. 高强度　心率为最大心率的71%~85%,自我感知运动强度为累,代谢当量7~9METs。

4. 极高强度　心率为最大心率的85%以上,自我感知运动强度为很累,代谢当量10~11METs。

常见运动形式的MET值见表3-1。

（二）相对强度

根据生理反应情况测定的强度水平。

（1）最大心率百分比法:中等强度的心率为最大心率的60%~75%。目前推荐公式:最大心率=207-0.7×年龄（岁）,可适用于所有年龄段和体适能水平的成年男女。

表 3-1　完成千步当量的中高等强度活动所需时间[①②]

活动项目		强度 / METs	千步当量时间 / min	强度分类
步行	4km/h,水平硬表面;下楼;下山	3	10	中
	4.8km/h,水平硬表面	3.3	9	中
	5.6km/h,水平硬表面;中慢速上楼	4	8	中
	6.4km/h,水平硬表面;0.5~7kg 负重上楼	5	6	中
	5.6km/h 上山;7.5~11kg 负重上楼	6	5	高
自行车	<12km/h	3	10	中
	12~16km/h	4	8	中
	16~19km/h	6	5	高
家居	整理床铺;搬桌椅	3	10	中
	清扫地毯	3.3	9	中
	拖地板;吸尘	3.5	8	中
	和孩子玩游戏;中度用力（走 / 跑）	4	7	中
文娱活动	舞厅跳舞(如华尔兹、狐步、慢速舞蹈),排球练习	3	10	中
	早操,工间操,家庭锻炼,轻或中等强度	3.5	9	中

续表

活动项目		强度 / METs	千步当量 时间 / min	强度 分类
文娱 活动	乒乓球练习,踩水(中等 用力),太极拳	4	8	中
	爬绳,羽毛球练习,高尔夫 球,小步慢跑,舞厅快舞	4.5	7	中
	网球练习	5	6	中
	一般健身房练习,集体舞 (骑兵舞,邀请舞),起蹲	5.5	5	中
	起跑结合(慢跑成分少于 10min),篮球练习	6	5	高
	慢跑,足球练习,旱冰滑轮	7	4	高
	跑(8km/h),跳绳(慢),游 泳,滑冰	8	4	高
	跑(9.6km/h),跳绳(中速)	10	3	高

①千步当量:相当于以 4km/h 的速度步行 1 000 步(约 10min)的活动量。
②千步当量时间:某种活动完成 1 000 步活动量所需要的时间。

(2)自觉疲劳程度量表法:常用 6~20 级的表。按照主观疲劳程度分级,中等强度通常在 11~14 的区间内。具体测量方法:"6"为最低水平:最大程度的轻松感,无任何负荷感;"20"为最高水平:极度疲劳感,详见表 3-2。

表 3-2 自觉运动强度（RPE）分级表

分级	自觉运动强度	分级	自觉运动强度
6	非常轻	14	累
7		15	
8	很轻	16	很累
9		17	
10	有点累	18	非常累
11		19	
12	稍累	20	
13			

四、身体活动的建议

针对不同的人群，应有不同的身体活动建议。具体可参照 WHO 的《有益健康的身体活动建议》。

1. 5~17 岁儿童和青少年进行身体活动的推荐要点

（1）每天应当至少进行 60 分钟中等强度到高强度的身体活动。

（2）每天身体活动超过 60 分钟将可获得额外的健康效益。

（3）每周应包括至少 3 次加强肌肉和骨骼的活动。

2. 18~64 岁成年人进行身体活动的推荐要点

（1）应每周至少完成 150 分钟中等强度的有氧活动，或每周累计至少 75 分钟高强度的有氧活动，或活动量相当的中等和高强度两种活动的组合。

（2）有氧活动应每次至少持续 10 分钟。

（3）为获得更多的健康效益,成人应完成每周 300 分钟中等强度或每周 150 分钟高强度有氧活动,或活动量相当的中等和高强度两种活动的组合。

（4）每周至少进行 2 天大肌群参与的增强肌肉力量的活动。

3. 65 岁以上成人进行身体活动的推荐要点

（1）每周应从事至少 150 分钟的中等强度身体活动,或一周至少 75 分钟的高强度活动,或活动量相当的中等强度和高强度活动的组合。

（2）为获得额外的健康效益,应将中等强度的身体活动增加至每周 300 分钟或应完成相同活动量的身体活动。

（3）行动不便者每周应至少有 3 天进行身体活动以加强平衡和防止跌倒。

（4）每周应至少有 2 天进行肌肉力量练习。

4. 锻炼中的注意事项

（1）量力而行、循序渐进,并采取必要的保护措施。

（2）学习自我监测运动中的不适症状。

（3）掌握发生意外时的应急处置技能。

（4）平常很少活动的群体、中老年人、患者和有潜在疾病的个体,在开始锻炼和增加活动量前应进行必要的健康筛查和运动能力评估。

较大强度的身体活动对心肺功能有良好的改善作用,但也易引起运动伤害,因此应合理安排运动量。

五、身体活动的实施内容

临床上应当根据个体情况制订个体活动计划。个体活动计划具体内容包括以下 6 个方面:①运动前的常规体检;

②健康筛查与评估；③运动测试（必要时进行）；④制定运动量目标和内容；⑤运动训练的医学监督和运动计划调整；⑥运动的伤害预防（某些疾病患者参加一些运动时容易发生意外，如有中等以上程度骨质疏松症的患者禁忌跳绳运动，因其易在突然冲击或意外中发生骨折，心血管疾病患者不宜进行过度用力以及憋气的运动项目等）。其中，运动训练前常规体格检查评估包括病史、血压、脉搏、关节等一般检查，必要时做心电图、胸部 X 线和化验检查等。其主要目的是降低不当运动造成运动性疾病甚至意外伤害的危险。准确的评估是运动计划的基础。

具体的一次运动训练的基本组成包括：①热身。至少 5~10 分钟，小到中等相对强度的心肺和肌肉耐力活动。②训练内容。至少 20~60 分钟，有氧运动、抗阻运动等多种运动累计。③整理活动。至少 5~10 分钟，小到中等相对强度的心肺和肌肉耐力活动。④拉伸。在热身活动之后进行至少 10 分钟的拉伸活动。

影响成年人热能消耗的主要因素是身体活动程度，所以，在运动方案中如何向患者表述运动项目所要达到的运动强度及时长尤为重要。例如，告知患者以 4km/h 的速度，在水平硬表面上快走 30~40 分钟的表达方式能更好地让减脂的患者理解并执行运动计划；再比如，增肌患者的运动类型以无氧运动为主，就不能简单地让其进行 20 分钟抗阻运动，应具体表述为：维持一个标准的平板支撑动作 1~3 分钟，为一个小节，然后放松 5~10 秒，然后再进入标准体式 1~3 分钟，以此类推，每个动作以 4 个小节为一组，应完成 4 组，这样能更好地让患者理解并执行运动方案。

为避免身体活动伤害，日常锻炼还应遵循"动则有益、贵在坚持、多动更好、适度量力"的 4 项基本原则。随着运动训练的持续,机体的运动能力提高,身体的健康和疾病状况也可能发生改变,因此,需要针对个体的具体情况,定期对健康状况和运动能力进行再评估(临床建议运动干预的复诊时限为1 个月)。

六、身体活动的推荐运动项目

在现有的运动项目中,瑜伽运动被越来越多的人群关注并喜爱。研究发现,瑜伽可以通过调身的体位法、调息的呼吸法、调心的冥想法等练习,按摩内脏器官,刺激腺体,同时给练习者带来心灵上的放松与平静,具有改善患者心理状态、改善体重指数、改善卵巢形态和调控激素等功效,能更好地帮助患者提高治疗效果,故推荐该项运动作为妇科内分泌患者的专项运动项目(详见第五章)。

(张宇宏　赵翠贤)

第四章　管理路径

在临床工作中,由于患者不同的年龄层次和治疗需求、临床表现的高度异质性,需要在临床干预中根据患者的主诉、治疗的需求和代谢的情况,采取个体化的干预方案,对症治疗,并定期追踪随访干预的效果,及时发现执行偏差,纠正执行方向,才能最终达到降低患者并发症的发生风险,提高患者生殖健康水平的目的。在整个管理过程中,患者体重管理的重要性一直贯穿始终,因此,目前临床的管理路径主要是根据患者的体成分分析结果,制订个体化干预计划及目标。

第一节　高体脂高肌肉型

一、案例介绍

患者 A,23 岁,办公室文员。12 岁月经来潮,来潮后月经不规律,(5~9)/(30~180)天,来院就诊后确诊为多囊卵巢综合征。专科评估结果如下:身高 153.0cm,体重 64.8kg,BMI 27.7kg/m^2,体脂肪量 20.3kg,体脂肪率 31.3%,肌肉量 40.8kg,内脏脂肪指数 8,腰围 94cm,臀围 96.5cm,腰臀比 0.97;多毛 m-FG 评分 3 分(上唇 2 分,下腹部 1 分);痤疮评分 1分;黑棘皮症评分 1 分;I 度脱发;血压 125/86mmHg,脉搏

106 次 /min；广泛性焦虑量表（GAD-7）评分 3 分；患者健康问卷（PHQ-9）评分 7 分；匹兹堡睡眠质量指数（PSQI）6 分。患者三餐不定时，熬夜，不抽烟，不喝酒，久坐不运动。

患者生化检查结果如下。

（1）OGTT 胰岛素（0-1-2-3h）：18.30mU/L、150.40mU/L、266.70mU/L、84.40mU/L。

（2）血糖（0-1-2-3h）：4.72mmol/L、13.29mmol/L、10.07mmol/L、5.43mmol/L。

（3）糖化血红蛋白：正常。

（4）体检组合：尿酸（UA）363μmol/L，总胆固醇（TC）5.61mmol/L，甘油三酯（TG）3.38mmol/L，低密度脂蛋白胆固醇（LDL-C）4.18mmol/L，高密度脂蛋白胆固醇（HDL-C）0.99mmol/L。

（5）17α- 羟孕酮：5.138ng/ml。

（6）甲功三项：正常。

（7）性激素六项（随机）：E_2 114pmol/L，LH 8.50IU/L，FSH 5.01IU/L，T 1.96nmol/L，PRL 20.55ng/ml，P 0.5nmol/L。

思考：如何管理该类患者？

答案：药物治疗 + 饮食管理（低 GI 饮食）+ 运动管理（减脂为主）+ 睡眠管理 + 心情管理 + 生活习惯管理。

管理目标：月经规律 + 生活规律 + 减重（3~6 个月减重 13kg，其中减脂 7kg）。

二、管理方案

1. 饮食管理　饮食处方热量为 1 600kcal（6 694.4kJ）/d（早、中、晚餐热量按 3∶4∶3 比例摄入），其中谷类 200g，全谷物 / 杂豆 75g，薯类 60g（相当于 20g 谷类），蔬菜 300g（深色蔬菜占 50%），水果 200g，禽畜类 40g（白肉），蛋类 40g，水产品 40g，乳制品 300g（低糖低脂），大豆 15g，坚果 10g（以上食物均以生重计算），油 25g，食盐 <5g，水摄入量 1 800ml。

2. 运动管理　快步走（4~6km/h 的速度走 40~50 分钟），一天 2 次，每周 3~5 天。

3. 睡眠管理　早睡（不超过 23∶00 入睡），早起（9∶00 前起床并吃早餐）。

4. 心情管理　采用听音乐、写日记等方式缓解生活、学习、工作压力，保持心情愉悦。

5. 生活习惯管理　戒久坐、久躺（坐 / 躺时间不超过 1 小时）。

6. 药物管理　严格按医嘱服用调经或降糖药物，不随意停药、漏药和换药。

三、复诊时间及内容

该类患者应根据其总体重设定体重管理期限，基数越大管理时限越长（体重减少现有体重的 5%~10%）。临床推荐每 3 个月作为一个管理阶段，总时间建议控制在 6~9 个月内。前 3 个月是体重管理的关键期，应每月定期复测体重，并密切关注患者对上期管理方案的执行力度，判定减重效果，最后，按复测情况调整下一个月的管理方案。

3 个月体重管理达到阶段管理目标者，可适当放宽复诊时间，但仍建议 3~6 个月复诊 1 次；3 个月管理不达标者可继续沿用每月复诊要求。

四、管理效果

该患者个案管理 3 个月，体重由 64.8kg 减至 51.6kg（减

13.2kg），BMI 由 27.7kg/m² 减至 22.0kg/m²，体脂肪量由 20.3kg 减至 12.0kg（减 8.3kg），体脂肪率由 31.3% 减至 23.3%，内脏脂肪指数由 8 减至 3，腰围由 94cm 减至 80cm，臀围由 96.5cm 减至 87cm，腰臀比由 0.97 减至 0.92；代谢指标：餐后 2 小时血糖由 10.07mmol/L 降至 6.89mmol/L，甘油三酯由 3.38mmol/L 降至 2.08mmol/L，空腹胰岛素由 18.30mU/L 降至 7.90mU/L，餐后 2 小时胰岛素由 266.7mU/L 降至 43.6mU/L，17α- 羟孕酮水平由 5.138ng/ml 降至 2.401ng/ml，基本达到管理目标，嘱患者继续保持良好的饮食及运动习惯，规律作息。

（张宇宏）

第二节 高体脂正常肌肉型

一、案例介绍

患者 B，29 岁，15 岁月经初潮，近 2 年出现月经不规则，（2~5）/（35~50）天，近半年增重 5kg。LMP：2022-01-27。2022 年 2 月 11 日外院监测卵泡未见优势卵泡，窦卵泡计数（AFC）：17/19，现患者来院要求进一步诊疗。患者专科评估结果如下：身高 161.5cm，体重 68.3kg，BMI 26.2kg/m²，体脂肪量 23.2kg，体脂肪率 34.0%，肌肉量 41.3kg，内脏脂肪指数 10；腰围 93cm，臀围 103cm，腰臀比 0.90；多毛 m-FG 评分 1 分（下腹部 1 分），痤疮评分 1 分，黑棘皮症评分 0 分；无脱发；血压 105/79mmHg，脉搏 89 次 /min；广泛性焦虑量表（GAD-7）评分 0 分，患者健康问卷（PHQ-9）评分 0 分，匹兹堡睡眠质量指数（PSQI）5 分。患者三餐定时，不熬夜，不抽烟，不喝酒，不运动。

患者生化检查结果如下。

（1）OGTT 胰岛素（0-1-2-3h）：6.7mU/L、68.6mU/L、94.6mU/L、13.8mU/L。

（2）血糖（0-1-2-3h）：4.88mmol/L、5.58mmol/L、7.13mmol/L、4.59mmol/L。

（3）糖化血红蛋白：正常。

（4）体检组合：正常。

（5）17α- 羟孕酮：1.335ng/ml。

（6）性激素六项（随机）：E_2 137.3pmol/L，LH 5.30IU/L，FSH 4.9IU/L，T 1.94nmol/L，PRL 26.74ng/ml，P 0.446nmol/L。

思考：如何管理该类患者？

答案：药物治疗 + 饮食管理（低 GI 饮食，低脂饮食，保证优质蛋白摄入）+ 运动管理（减脂为主 + 适当增肌）+ 睡眠管理 + 心情管理 + 生活习惯管理。

管理目标：月经规律 + 减重（3~6 个月减重 5kg，其中减脂 5kg）。

二、管理方案

1. 药物管理　严格按医嘱服用调经药物，不随意停药、漏药和换药。

2. 饮食管理　饮食处方热量为 1 800kcal（7 531.2kJ）/d（早、中、晚餐热量按 3：4：3 比例摄入），其中谷类 225g，全谷物 / 杂豆 / 薯类 135g，蔬菜 400g（深色蔬菜占 50%），水果 200g，禽畜类 50g（白肉），蛋类 40g，水产类 50g，乳制品 300g，大豆 15g，坚果 10g（以上食物均以生重计算），油 25g，食盐 <

5g,水摄入量 1 800ml。

3. 运动管理 有氧运动（5km/h 速度快步走 40~50 分钟）+无氧增肌（平板支撑/仰卧起坐/阻力带练习 1~3 分钟为一小节，3~4 小节/组，2~3 组/次），一天 2 次，每周 3~5 天。

4. 睡眠管理 早睡（不超过 23:00 入睡），早起（9:00前起床并吃早餐）。

5. 心情管理 采用听音乐、写日记等方式缓解生活、学习、工作压力，保持心情愉悦。

6. 生活习惯管理 戒久坐、久躺（坐/躺时间不超过 1小时）。

三、复诊时间及内容

该类患者应根据其体重设定管理期限，体脂量越高管理时限越长（建议体脂量降至正常范围）。临床推荐 3 个月作为一个管理阶段，总时间建议控制在 3~6 个月内。前 3 个月是减脂管理的关键期，应每月定期复测体重，并密切关注患者对管理方案的执行力度，判定减脂效果，最后按复诊情况设定下一个月的管理方案。

3 个月体重管理达到阶段管理目标者，可适当放宽复诊时间，但前半年仍建议 3~6 个月复诊 1 次；3 个月管理不达标者可继续沿用每月复诊要求。

四、管理效果

该患者个案管理 5 个月，体重由 68.3kg 减至 61.1kg（减7.2kg），BMI 由 26.2kg/m² 减至 23.4kg/m²，体脂肪量由 23.2kg减至 17.0kg（减 6.2kg），体脂肪率由 34.0% 减至 24.3%，内脏脂肪指数由 10 减至 4，腰围由 93cm 减至 82cm，臀围 103cm

减至 92cm,腰臀比 0.90 减至 0.89,管理效果良好,嘱患者继续保持良好的生活习惯及运动习惯。

（张宇宏）

第三节　高体脂低肌肉型

一、案例介绍

患者 C,28 岁,12 岁月经初潮,7/(28~32)天,量中,无痛经。半年前因月经不规则[(5~7)/(36~60)天]进行药物治疗(具体不详),服药期间月经规律。LMP:2023-01-11。月经干净后有同房,未避孕,自测 hCG 阴性,有生育需求。患者专科评估结果如下:身高 156.0cm,体重 54.2kg,BMI 22.3kg/m²,体脂肪量 16.9kg,体脂肪率 31.2%,肌肉量 34.3kg,内脏脂肪指数 8;腰围 82cm,臀围 96cm,腰臀比 0.85;多毛 m-FG 评分 4 分(上唇 2 分,大腿 1 分,上臂部 1 分),痤疮评分 3 分,黑棘皮症评分 0 分;无脱发;血压 103/74mmHg,脉搏 87 次 /min;广泛性焦虑量表(GAD-7)7 分,患者健康问卷(PHQ-9)6 分,匹兹堡睡眠质量指数(PSQI)2 分。患者三餐不定时,熬夜,不抽烟,偶尔喝酒(鸡尾酒),久坐不运动。

患者生化检查结果如下。

(1)OGTT 胰岛素(0-1-2-3h):8.00mU/L、78.40mU/L、30.50mU/L、21.60mU/L。

(2)血糖(0-1-2-3h):5.34mmol/L、8.71mmol/L、5.73mmol/L、5.73mmol/L。

(3)糖化血红蛋白:正常。

(4)体检组合:正常。

（5）17α- 羟孕酮：1.567ng/ml。

（6）性激素六项（随机）：E_2 616pmol/L，LH 3.85IU/L，FSH 2.42IU/L，T 1.95nmol/L，PRL 39.72ng/ml，P 27.2nmol/L。

（7）性激素结合球蛋白：76.80nmol/l。

（8）血清脱氢表雄酮（DHEA）：331.50μg/dl。

（9）促甲状腺激素（TSH）1.44mIU/L，游离 T_3（FT_3）4.40pmol/L，游离 T_4（FT_4）12.89pmol/L。

思考：如何管理该类患者？

答案：药物治疗 + 饮食管理（低 GI 饮食，增加优质蛋白摄入）+ 运动管理（减脂增肌）+ 睡眠管理 + 心情管理 + 生活习惯管理。

管理目标：月经规律 + 生活规律 + 减脂 + 增肌。

二、管理方案

1. 药物管理　严格按医嘱服用调经药物，不随意停药、漏药和换药。

2. 饮食管理　饮食处方热量为 1 600kcal（6 694.4kJ）/d（早、中、晚餐热量按 3∶4∶3 比例摄入），其中谷类 200g，全谷物 / 杂豆 75g，薯类 60g，蔬菜 300g（深色蔬菜占 50%），水果 200g（低 GI），禽畜类 40g（白 / 红肉），蛋类 40g，水产品 40g，乳制品 300g，大豆 15g，坚果 10g（以上食物均以生重计算），油 25g，食盐 <5g，水摄入量 1 800ml。

3. 运动管理　有氧运动（以 4km/h 的速度快步走 30 分钟）+ 无氧增肌（阻力带抗阻力量练习 30 分钟），一天 2 次，每周 3~5 天。

4. 睡眠管理　早睡（不超过 23∶00 入睡），早起（9∶00 前起床并吃早餐）。

5. 心情管理 采用听音乐、写日记等方式缓解生活、学习、工作压力，保持心情愉悦。

6. 生活习惯管理 戒酒，戒久坐、久躺（坐/躺时间不超过1小时）。

三、复诊时间及内容

高体脂低肌肉型患者根据其体重设定管理期限，体脂量越高肌肉量越低者管理时限越长（脂肪、肌肉量维持正常范围）。临床推荐3个月作为一个管理阶段，总时间建议在6~9个月内。前3个月是体重管理的关键期，应每月定期复测体重，并密切关注患者对管理方案的执行力度，判定减脂、增肌效果，最后，按复诊情况制定下个月的管理方案。

3个月体重管理达到阶段管理目标者，可适当放宽复诊时间，但前半年仍建议3~6个月复诊1次；3个月管理不达标者可继续沿用每月复诊要求。

四、管理效果

该患者个案管理3个月，体重由54.2kg减至51.5kg（减2.7kg），BMI由22.3kg/m^{2}减至21.2kg/m^2，体脂肪量由16.9kg减至14.3kg（减2.6kg），体脂肪率由31.2%减至27.8%，肌肉量由34.3kg增至34.5kg（增0.2kg），内脏脂肪指数由8减至6，较好地达到了减脂增肌的效果，为备孕打下良好的基础，嘱患者保持正常的生活作息，维持良好的饮食、运动习惯。

（张宇宏）

第四节 正常体脂正常肌肉型

一、案例介绍

患者 D，25 岁，12 岁月经初潮，自初潮后月经不规律，（6~7）/（35~48）天，量多，轻度痛经。本院就诊后诊断多囊卵巢综合征。患者专科评估结果如下：身高 165.0cm，体重 55.0kg，BMI 20.2kg/m²，体脂肪量 12.3kg，体脂肪率 22.4%，肌肉量 39.5kg，内脏脂肪指数 3；腰围 72cm，臀围 92cm，腰臀比 0.78；多毛 m-FG 评分 0 分，痤疮评分 0 分，黑棘皮症评分 0 分；无脱发；血压 82/65mmHg，脉搏 85 次/min；广泛性焦虑量表（GAD-7）1 分，患者健康问卷（PHQ-9）2 分，匹兹堡睡眠质量指数（PSQI）3 分。患者三餐定时，熬夜，不抽烟，不喝酒，一个月两次爬山锻炼。

患者生化检查结果如下。

（1）OGTT 胰岛素（0-1-2-3h）：5.60mU/L、32.90mU/L、22.20mU/L、4.90mU/L。

（2）血糖（0-1-2-3h）：4.51mmol/L、4.78mmol/L、4.79mmol/L、3.53mmol/L。

（3）体检组合：总胆固醇 6.59mmol/L。

（4）17α-羟孕酮：2.673ng/ml。

（5）性激素六项（外院）：E_2 99pmol/L，LH 4.16IU/L，FSH 6.74IU/L，T 0.56nmol/L，P 0.72nmol/L，PRL 332.68mIU/L。

（6）抗米勒管激素：8.32ng/ml。

思考：如何管理该类患者？

答案：药物治疗 + 饮食管理（适度调节碳水、脂肪摄入,保证优质蛋白摄入)+运动管理(减脂为主,适当调节体脂率,维持肌肉量)+睡眠管理+心情管理+生活习惯管理。

管理目标:月经规律+生活规律+保持正常的脂肪、肌肉量。

二、管理方案

1. 药物管理 严格按医嘱服用调经药物,不随意停药、漏药和换药。

2. 饮食管理 饮食处方热量为 2 600kcal(10 878.4kJ)/d(早、中、晚餐热量按 3∶4∶3 比例摄入),其中谷类 350g,全谷物/杂豆/薯类 150g,蔬菜 500g(深色蔬菜占 50%),水果 350g,禽畜类 75g(白/红肉),蛋类 50g,水产品 75g,乳制品 300g,大豆 25g,坚果 10g(以上食物均以生重计算),油 30g,食盐 <5g,水摄入量 1 700~1 800ml。

3. 运动管理 有氧运动(以 4~6km/h 的速度步行 30 分钟)+无氧增肌(阻力带阻力练习 30 分钟),一天 2 次,每周 3~5 天。

4. 睡眠管理 早睡(不超过 23∶00 入睡),早起(9∶00 前起床并吃早餐)。

5. 心情管理 采用听音乐、写日记等方式缓解生活、学习、工作压力,保持心情愉悦。

6. 生活习惯管理 戒久坐、久躺(坐/躺时间不超过 1 小时)。

三、复诊时间及内容

让正常体脂正常肌肉型患者维持正常的脂肪量和肌肉量

是体重管理工作的重点。临床上应根据其具体的脂肪量、肌肉量及腰臀比设定体重管理期限,推荐 3~6 个月为一个管理阶段。前 3 个月体重管理较好者,可适当延长复诊时间,临床推荐每半年复诊 1 次。

四、管理效果

该患者个案管理 6 个月,体重保持良好,嘱患者继续保持良好的生活习惯及运动习惯。

(张宇宏)

第五节　正常体脂低肌肉型

一、案例介绍

患者 E,26 岁,13 岁月经初潮,2 年前开始出现月经周期延长至 35~60 天,量中,无痛经。外院诊断为多囊卵巢综合征。患者专科评估结果如下:身高 153.0cm,体重 47.4kg,BMI 20.2kg/m^2,体脂肪量 12.3kg,体脂肪率 25.9%,肌肉量 32.4kg,内脏脂肪指数 5;腰围 72cm,臀围 89cm,腰臀比 0.81;多毛 m-FG 评分 3 分(上唇 2 分,下腹部 1 分),痤疮评分 2 分,黑棘皮症评分 0 分;无脱发;血压 98/71mmHg,脉搏 86 次 /min;广泛性焦虑量表(GAD-7)2 分,患者健康问卷(PHQ-9)6 分,匹兹堡睡眠质量指数(PSQI)7 分。患者三餐不定时,熬夜,不抽烟,不喝酒,一周两次瑜伽训练。

患者生化检查结果如下。

(1)OGTT 胰岛素(0-1-2-3h):7.6mU/L、48.6mU/L、60.2mU/L、31mU/L。

（2）血糖（0-1-2-3h）：4.5mmol/L、7.09mmol/L、5.65mmol/L、4.96mmol/L。

（3）糖化血红蛋白：正常。

（4）体检组合：总胆固醇 6.59mmol/L。

（5）17α- 羟孕酮：1.458ng/ml。

（6）性激素五项（随机）：E_2 172pmol/L，LH 17.81IU/L，FSH 7.02IU/L，T 1.73nmol/L，P 0.4nmol/L。

（7）性激素结合球蛋白：31.4nmol/L。

（8）促甲状腺激素：1.99mIU/L，游离 T_3 4.81pmol/L，游离 T_4 13.43pmol/L。

思考：如何管理该类患者？

答案：药物治疗 + 饮食管理（保证碳水和优质脂肪摄入 + 增加优质蛋白摄入）+ 运动管理（建议增肌 + 维持脂肪）+ 睡眠管理 + 心情管理 + 生活习惯管理。

管理目标：月经规律 + 生活规律 + 增肌（1~3 个月增肌 1~2kg）。

二、管理方案

1. 药物管理　严格按医嘱服用调经药物，不随意停药、漏药和换药。

2. 饮食管理　饮食处方热量为 2 400kcal（10 041.6kJ）/d（早、中、晚餐热量按 3∶4∶3 比例摄入），其中谷类 300g，全谷物 / 杂豆 100g，薯类 90g，蔬菜 500g（深色蔬菜占 50%），水果 350g（低 GI），禽畜类 75g（白 / 红肉），蛋类 50g，水产品 75g，乳制品 300g，大豆 25g，坚果 10g（以上食物均以生重计算），油 30g，食盐 <5g，水摄入量 1 800ml。

3. 运动管理　有氧运动（减脂瑜伽动作 20 分钟）+ 无氧

增肌（核心力量瑜伽动作 40 分钟），一天一次，每周 3~5 天。

4. 睡眠管理　早睡（不超过 23：00 入睡），早起（9：00前起床并吃早餐）。

5. 心情管理　采用听音乐、写日记等方式缓解生活、学习、工作压力，保持心情愉悦。

6. 生活习惯管理　戒久坐、久躺（坐 / 躺时间不超过 1 小时）。

三、复诊时间及内容

正常体脂低肌肉型患者根据其体重设定管理期限，肌肉量越低者管理时限越长（肌肉量增至正常范围的同时保持脂肪量）。临床推荐 3 个月作为一个管理阶段，总管理时间建议在 6~9 个月内。前 3 个月是增肌管理的关键期，应每个月定期复测体重，并密切关注患者对管理方案的执行力度，判定增肌效果，最后，按复诊情况制定下个月的管理方案。

3 个月增肌管理达到阶段管理目标者，可适当放宽复诊时间，但前半年仍建议 3~6 个月复诊 1 次；3 个月管理不达标者可继续沿用每月复诊要求。

四、管理效果

该患者个案管理 3 个月，体重由 47.4kg 增至 47.9kg（增0.5kg），肌肉量由 32.4kg 增至 33.2kg（增 0.8kg），较好地完成管理目标，可继续执行管理方案。

（张宇宏）

第六节　低体脂低肌肉型

一、案例介绍

患者 F，24 岁，16 岁月经初潮，自初潮起月经周期不规律，5 天 /（半年 ~1 年），偶有 1 次停经 2 年，未就诊，未服用药物进行催经治疗。2019 年 1 月至当地医院就诊，考虑多囊卵巢综合征，予屈螺酮炔雌醇片（Ⅱ）口服 6 个月左右，停药 2 个月后再次服用至 2020 年 3 月，未漏服，服药期间月经规律。停药后未来月经。2021 年 2 月自行改服屈螺酮炔雌醇片至 2021 年 7 月 18 日（自月经第 5 天开始服用），否认漏服，服药期间月经规律。2021 年 7 月 18 日后自行停药，停药期间最长 2 个月未来月经。2022 年 1 月 2 日自行购买屈螺酮炔雌醇片 2 盒服用，服药期间月经规律，2022 年 3 月 26 日停药。LMP：2022-03-22 至 03-26，现就诊。

患者专科评估结果如下：身高 158.0cm，体重 37.0kg，BMI 14.8kg/m^2，体脂肪量 4.5kg，体脂肪率 12.2%，肌肉量 30.3kg，内脏脂肪指数 1；腰围 57cm，臀围 81cm，腰臀比 0.70；多毛 m-FG 评分 3 分（乳毛 1 分，下腹部 1 分，腿部 1 分），痤疮评分 1 分，黑棘皮症评分 0 分；无脱发；血压 95/76mmHg，脉搏 86 次 /min；广泛性焦虑量表（GAD-7）13 分，患者健康问卷（PHQ-9）13 分，匹兹堡睡眠质量指数（PSQI）5 分。患者三餐不定时，熬夜，不抽烟，不喝酒，不运动。

患者生化检查结果如下：

（1）OGTT 胰岛素（0-1-2-3h）：5.9mU/L、16.5mU/L、14.8mU/L、

17.7mU/L。

（2）血糖（0-1-2-3h）：4.41mmol/L、2.42mmol/L、3.55mmol/L、3.84mmol/L。

（3）糖化血红蛋白：正常。

（4）体检组合：总胆固醇5.29mmol/L。

（5）17α-羟孕酮：2.069ng/ml。

（6）性激素六项（月经周期第9天）：E_2 289.8pmol/L，LH 12.00IU/L，FSH 5.9IU/L，T 1.12nmol/L，PRL 17.57ng/ml，P 0.282nmol/L。

（7）性激素结合球蛋白：92.51nmol/L。

（8）促甲状腺素：1.02mIU/L。

思考：如何管理该类患者？

答案：药物治疗 + 饮食管理（中、高GI食物和优质蛋白，优质脂肪的摄入）+ 运动管理（增体脂、增肌）+ 睡眠管理 + 心情管理 + 生活习惯管理。

管理目标：月经规律 + 生活规律 + 增重（增至正常BMI）。

二、管理方案

1. 药物管理　严格按医嘱服用调经药物，不随意停药、漏药和换药。

2. 饮食管理　饮食处方热量为2 600kcal（10 878.4kJ）/d（早、中、晚餐热量按3∶4∶3比例摄入），其中谷类350g，全谷物/杂豆/薯类150g，蔬菜500g（深色蔬菜占50%），水果350g，禽畜类75g（白/红肉），蛋类50g，水产品75g，乳制品300g，大豆25g，坚果10g（以上食物均以生重计算），油30g，食盐 <5g，水摄入量2 000ml。

3. 运动管理　有氧热身（4km/h速度快步走15~20分

钟）+ 无氧增肌（平板支撑 / 仰卧起坐 / 阻力带练习 1~3 分钟为一小节，3~4 小节 / 组，3~5 组 / 次），一天 2 次，每周 3~5 天。

4. 睡眠管理　早睡（不超过 23：00 入睡），早起（9：00 前起床并吃早餐）。

5. 心情管理　采用听音乐、写日记等方式缓解生活、学习、工作压力，保持心情愉悦。

6. 生活习惯管理　戒久坐、久躺（坐 / 躺时间不超过 1 小时）。

三、复诊时间及内容

该类患者应根据其体重设定管理期限，体重越低者管理时限越长（体重增至正常范围）。临床推荐每 3 个月作为一个管理阶段（每个月应有 1kg 左右的体重增长），前 6 个月是增重管理的关键期。前 3 个月应每月定期复测体重，并密切关注患者对管理方案的执行力度，判定增重效果，最后按复诊情况调整下一个月的管理方案。

3 个月体重管理达到阶段管理目标者，可适当放宽复诊时间，但前半年仍建议 3~6 个月复诊 1 次；3 个月管理不达标者可继续沿用每月复诊要求。

情绪量表评估异常者，建议每月复诊时评估患者焦虑、抑郁及睡眠改善情况，有改善者嘱其保持减压方式，继续观察疗效；无明显改善者，及时转介心理专科做进一步评估及治疗。

四、管理效果

该患者个案管理 5 个月，体重由 37.0kg 增至 39.7kg（增

重 2.7kg），BMI 由 14.8kg/m^2 增 至 15.9kg/m^2，广 泛 性 焦 虑
量 表（GAD-7）6分，患 者 健 康 问 卷（PHQ-9）4分，匹 兹 堡
睡 眠 质 量 指 数（PSQI）4分，管 理 效 果 较 好，继 续 执 行 增 重
方案。

（张宇宏）

第五章　专项运动指导

近年来,练习瑜伽的人数不断上涨,瑜伽运动已经逐渐演变成为人们的日常运动方式之一。事实证明,瑜伽练习不仅可以带来心灵上的放松与平静,消除疲劳,使人感到舒适,还可以改善内分泌患者的心理状态,改善体重指数,改善卵巢形态和调控激素等,故本书推荐选用该项运动作为妇科内分泌患者的专项运动。

本章主要讲述妇科内分泌患者练习瑜伽前身体的各项评估内容,并根据患者不同的就诊需求编排了一套临床常用的减脂、增肌、安神瑜伽课程(孕产瑜伽因练习的特殊性暂不在此书中进行介绍)。希望临床工作者能够指导患者以正确的方法进行规律的练习,以达到缓解患者临床症状,增强疾病治疗效果的作用。

第一节　体态、关节、肌肉、运动习惯评估

一、体态评估

广义上的"体态"指全身的位置关系。良好的体态要求身体的各个部位保持在正确的位置上,而不良体态往往可能导致肌肉疼痛、关节活动障碍或全身不适。体态评估有利于初步了解练习者身体在外观结构上存在的问题,为下一步制

定适宜的瑜伽练习方案作准备。

体态评估内容包括总体站姿、身体各部位的结构、骨骼、关节、肌肉、皮肤和身体状态。

1. 站姿 观察练习者在静息状态下站立的姿势,是否处于正中线,身体有无歪斜。

2. 耳朵、头颈部 观察练习者耳朵的位置。

3. 颈椎旋转 对比观察练习者的脸两侧,可判断胸锁乳突肌、斜方肌是否紧张。

4. 颈椎排列 用手触摸颈椎的棘突,可判断是否存在颈椎偏离和侧弯。

5. 肩膀高度 观察练习者肩膀是否等高,可判断是否存在高低肩。

6. 肩胛骨的后缩和前伸 观察练习者的肩胛骨内侧缘与脊椎的关系,可判断肩胛骨是否存在后缩或前伸。

7. 肩胛下角 观察练习者两侧肩胛骨是否等高,可判断与肩胛下角相连或相近肌肉、骨头的位置关系。

8. 胸椎 用手触摸胸椎的棘突,可判断是否存在胸椎偏离或侧弯。

9. 胸廓 观察练习者胸廓的位置与头部和骨盆的位置关系,可判断相连肌肉是否受损。

10. 皮肤皱褶 让练习者向一侧倾斜,观察该侧皮肤皱褶有无发生变化。

11. 上肢 观察练习者双侧手臂与身体间的空隙是否大小一致,可判断相连肌肉或关节是否存在结构或形态的异常。

12. 肘关节 比较双侧肘关节的位置。

13. 手 观察练习者直立状态下手的位置和能看到的手

掌大小,可判断是否存在肱骨内旋。

14. 腰椎　用手触摸腰椎的棘突,可判断是否存在腰椎偏离或侧弯。

15. 骨盆轮廓　可坐或者蹲在练习者的身后,轻轻把手放在其腰间,从腰部触到臀部,判断骨盆左右侧是否等高,可判断腰椎、腰部肌肉、髋关节、臀部肌肉是否出现受损。

16. 髂后上棘　可用大拇指触摸髂后上棘是否等高,可判断腰椎、骨盆是否存在倾斜。

17. 骨盆旋转　把手放在练习者的骨盆上,感受骨盆相对于腰椎是否产生旋转,需同时对侧面和正面进行观察。

18. 臀横纹　臀横纹由包覆在臀部肌肉之外的脂肪形成。需观察两侧的臀横纹是否等高,可判断骨盆是否发生倾斜。

19. 大腿肌肉体积　可通过测量大腿腿围判断双侧大腿的肌肉体积是否一致。大腿一边的肌肉体积偏大说明练习者更常用该侧大腿,对侧大腿肌肉量则减少,可判断大腿是否受伤等。

20. 膝内翻和膝外翻　若双膝靠拢时,双踝分离呈"X"形,则为膝外翻;双踝并拢时双膝分离呈"O"形,则为膝内翻。

21. 膝关节后侧　通过侧面观察评估练习者的膝盖是否处于中立位,是弯曲还是过伸状态。

22. 小腿肌肉体积　可通过测量小腿腿围判定双侧小腿肌肉体积是否等大,与大腿肌肉体积的判定方法一致。

23. 小腿中线　可用彩色笔在练习者腘横纹处作地面的垂直线,该线需穿过小腿的中点,可判断是否存在髋关节旋转。

24. 跟腱　观察跟腱和跟骨的位置,可判断是否存在足内翻或足外翻。

25. 内踝和外踝　观察同一只脚的内踝和外踝是否等高。

26. 脚　站在练习者身后,观察能看到脚外侧的面积是否等大,脚趾的数量是否相等。

二、关节评估

嘱练习者做主动或被动运动,包括屈、伸、内收、外展及旋转,观察关节的活动度,有无受限、疼痛、异常声响或摩擦感。正常关节活动不受限。

1. 指关节　要求练习者展开五指,然后并拢,除拇指外各手指做握拳和拇指对掌动作。正常各指关节可伸直,屈指可握拳。

2. 腕关节　将练习者的前臂置于旋前位,以一手握持,另一手轻轻地将腕关节向下屈曲,正常可达 50°~60°;再让练习者的腕关节背伸,正常为 30°~60°。练习者前臂旋前,检查者一手握住其前臂,让练习者的手向其身体方向活动(内收),然后向离开身体的方向活动(外展),正常内收 25°~30°,外展为 30°~40°。

3. 肘关节　一手握持练习者的一侧肘关节,另一手握住其手腕,使前臂尽量屈向肩部。用同样的方法检查另一侧肘关节。正常肘关节主动或被动屈曲可达 135°~150°。缓慢伸直练习者的前臂,过伸可达 5°~10°。于屈曲位把持住练习者的肘关节,嘱其旋转手臂至手掌向下(旋前),然后反向旋转至手掌向上(旋后),肘关节旋前或旋后可达 80°~90°。

4. 肩关节　让练习者尽可能地将上肢从前方上抬并超

过头部高度,正常肩关节前屈约135°;再让练习者尽可能将上肢从下方向后上方运动,正常后伸45°,内收肘部可达正中线,外展可达90°。嘱练习者屈肘后做外展动作,先将手置于脑后,再向下运动置于腰后侧,检查肩关节内旋和外旋功能,正常内旋90°,外旋约30°。

5. 髋关节 嘱练习者仰卧,一手按压髂嵴,另一手将屈曲的膝关节推向前胸,正常髋关节可屈曲130°~140°;嘱练习者俯卧,一手按压臀部,另一手握小腿下端,屈膝90°后上提,正常后伸15°~30°。嘱练习者仰卧,双下肢伸直平放,将其一侧下肢自中立位越过另一侧下肢向对侧活动,正常内收为20°~30°;将一侧下肢自中立位外移,远离躯体中线,正常外展为30°~45°。保持练习者下肢伸直,髌骨和足尖向上,检查者双手置于其大腿下部和膝部旋转大腿,或练习者屈髋屈膝,向内侧或外侧转动下肢,髋关节可内旋或外旋45°。

6. 膝关节 缓慢地尽力屈曲练习者的膝关节,正常膝关节可屈曲120°~150°。握住练习者的膝和踝关节,从屈曲位尽力伸直膝关节。正常情况下,膝关节能完全伸直,有时可有5°~10°的过伸。

7. 踝关节 握住练习者的足部并将之向上方和下方推动,正常背伸20°~30°,跖屈30°~50°。一手握住练习者的踝部,另一手握住练习者的足部,并将踝部向左右两侧活动,正常足内、外翻各为30°。

8. 跖趾关节 嘱练习者伸直各趾,然后做屈曲和背伸动作,正常跖屈30°~40°,背伸45°。

上述关节活动不能达到各自的活动幅度时,为关节运动障碍,应尽量避免不适宜练习的瑜伽体式,以免发生运动损伤。

三、肌肉评估

肌肉评估主要包括肌力和肌张力的评估。

1. 肌力评估 肌力指肌肉运动时最大的收缩力。检查时,嘱练习者用力做肢体的伸屈动作,教练分别从相反的方向给予阻力,测试练习者对阻力的克服力量。肌力评估采用5级6分法。

(1)0级:完全瘫痪,测不到肌肉收缩。

(2)1级:仅见肌肉收缩,但无肢体运动。

(3)2级:肢体能在床上水平移动,但不能抬离床面。

(4)3级:肢体能抬离床面,但不能抵抗阻力。

(5)4级:能做抗阻力动作,但较不完全。

(6)5级:正常肌力。

2. 肌张力评估 肌张力指静息状态下肌肉的紧张度。检查时,嘱练习者完全放松肢体,教练通过触摸肌肉的硬度以及根据关节被动运动时的阻力对肌张力的情况作出判断。

(1)肌张力增高:触摸时肌肉坚实,做被动运动时阻力增加。

(2)肌张力减弱:触摸时肌肉松软,伸屈肢体时阻力降低,关节运动范围扩大,可表现为关节过伸。

四、运动习惯评估

不同的身体体质、形态以及运动目的,搭配不同的瑜伽体式练习(瑜伽运动处方详见附录1第六节)。下一章将以减脂瑜伽、增肌瑜伽和安神瑜伽三大系列为例,讲述具体的瑜伽运动。

(张宇宏 赵翠贤)

第二节　减脂系列

体脂百分比指人体脂肪含量占总体重的百分比,能够真实反映个人体脂水平。对于体脂百分比较高的患者来说,减脂和改善身体脂肪分布是运动的主要目标。减脂的运动方式多种多样,而瑜伽运动动作柔和,强度适宜,是大众认可并喜爱的有氧健身运动之一。适当的瑜伽呼吸配上相应的减脂体式练习,就能够达到很好的减脂和塑形效果。

减脂瑜伽练习主要包括 4 部分:冥想、热身体式练习、减脂体式练习和休息术。

1. 冥想　练习前的冥想能够帮助练习者保持身心平静的状态,有助于更好地完成体式动作,所以,课程正式开始前应指导练习者进行 5~7 分钟的金刚坐冥想(图 5-1)。

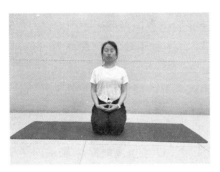

图 5-1　金刚坐冥想

练习者两膝跪地,将两小腿胫骨和两脚脚背平放在地面上,膝盖靠拢,两个大脚趾互相碰触,背部保持直立,将臀部坐于两脚跟之间。左手在下,右手在上,拇指互抵,将双手置于会阴部,随着音乐或导师的口令指引调节冥想的呼吸节奏。

冥想词参考如下:请大家以"金刚坐"的姿势坐到垫子中间,身体坐直、坐高,保持头部与脊柱在同一直线,轻轻地闭上双眼,感受自己的内心世界。逐渐放慢呼吸,放松面部表情,舒展眉心,抛开内心所有的紧张、烦恼和不安,我们的心变得平静。接下来,我们一起来做瑜伽的腹式呼吸。用鼻子慢慢地、深深地吸气,让新鲜的氧气通过鼻腔、喉咙、胸部,最后来到腹部,感觉小腹慢慢地向外扩张、隆起,呼气时,小腹向着腰椎方向慢慢地回缩,感觉体内所有的浊气、废气全部排到体外,吸气有多长,呼气就有多长。请将注意力放在你的呼吸上,配合自己的呼吸频率做 3~5 次腹式呼吸,5 次腹式呼吸过后,请将呼吸调整为自然呼吸。现在你的呼吸变得均匀、顺畅、自然,你心无杂念,感觉自己就像鸟儿一样飞入蓝色的天空,阳光透过云层,散落在你的身上,风轻轻地吹过……现在,让我们把意识慢慢地收回来,吸气,双手在胸前合十,呼气,将双手自然放于双膝上,慢慢睁开眼睛,感受眼前的明亮。

2. 热身体式练习 瑜伽动作与其他传统运动类似,需要进行 5~10 分钟的热身运动,避免在练习过程中出现运动损伤。瑜伽的拜日式体式可以活动脊柱并伸展四肢,使人体各部位处于协调状态,故减脂或增肌瑜伽系列热身体式优先推荐拜日式(图 5-2)。

练习口令如下。

(1)祈祷式:山式站立,双手胸前合十。

(2)后弯式:吸气,双臂向上高举过头顶,呼气,上半身向后伸展,吸气,身体回正。

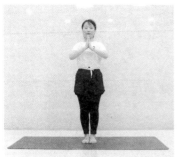

1. 祈祷式

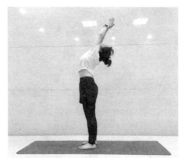

2. 后弯式

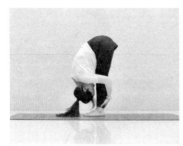

3. 前屈式

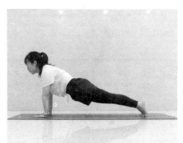

4. 斜平板式

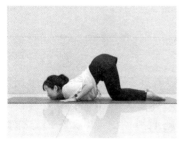

5. 八体投地式

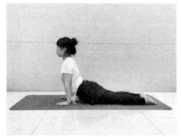

6. 眼镜蛇式

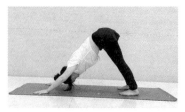

7. 下犬式

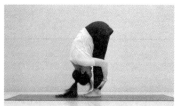

8. 前屈式

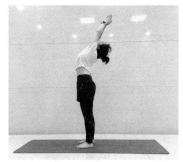

9. 后弯式

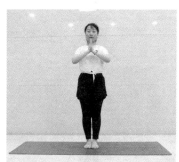

10. 祈祷式

图 5-2 拜日式体式

（3）前屈式：呼气，伸展背部从髋部折叠拉向小腿，双手触地或环抱脚踝，来到前屈式。

（4）斜平板式：吸气，脊柱延展，呼气，手掌压实垫子，向后跳一大步，身体保持在一条直线上，来到斜平板式。

（5）八体投地式：吸气，双膝着地，呼气，弯曲两肘，胸部和下巴着地，抬高臀部，来到八体投地式。

（6）眼镜蛇式：吸气，身体向前滑动，伸直双臂，上身向后伸展，双腿及臀部收紧，脚背压实垫子，髋部不要离开垫子，来到眼镜蛇式。

（7）下犬式：吸气，脚掌踩实垫子，双膝离地，推臀部向上,头置于两手之间,十指展开,整个身体呈倒"V"字形,来到下犬式。

（8）前屈式:吸气,屈双膝,双脚依次向前迈一大步,来到双手之间。呼气,将身体顺势折叠向下,用我们的额、胸、腹依次去寻向双腿面,回到前屈式。

（9）后弯式:吸气,上身直立,双臂向上高举过头顶,双手合十,呼气,上半身向后伸展,回到后弯式。

（10）祈祷式:吸气,还原身体,呼气,双手胸前合十,回到祈祷式,完成热身。

3. 减脂体式练习　具体体式如下。

（1）山式站立（图 5-3）

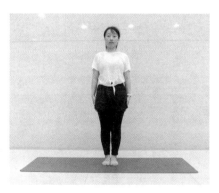

图 5-3　山式站立

1）动作讲述:双脚走到垫子中部站立,双脚大拇趾、脚后跟互相触碰,收腹,收臀,抬头挺胸,眼望前方,吸气延展脊柱,双手自然垂立于体侧。

2）练习时间:1~2 分钟。

3）功效:是基础的站立体式。保持正确的站立姿势,可以纠正身体的不良体态,保持脊柱弹性,收紧腹部和臀部,并减轻坐骨神经痛的症状,使人感觉身体轻盈,精神敏捷活跃。

（2）风吹树式（图5-4）

1）动作讲述:山式准备,吸气延展脊柱,右手自体侧高举过头顶,掌心向内,呼气,身体向左侧弯,左手顺势沿左大腿下滑,眼睛通过右大臂内侧望向远方;吸气,右手带动身体回正,呼气,右手放下;反方向练习,吸气延展脊柱,左手自体侧高举过头顶,掌心向内,呼气,身体向右侧弯,右手顺势沿右大腿下滑,眼睛通过左大臂内侧望向远方;吸气,左手带动身体回正,呼气,左手放下。

2）练习时间:2~3分钟。

3）功效:使脊柱侧向伸展,可刺激淋巴液的流动,帮助排毒并增强免疫力,消除腰、腹多余赘肉以及补充全身的精力。

（3）战士一式（图5-5）

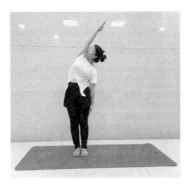
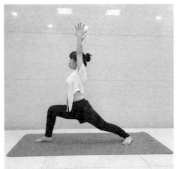

图5-4　风吹树式　　　　图5-5　战士一式

1）动作讲述:山式准备,双腿打开一条腿的宽度,脚尖朝外,双手扶髋保持骨盆正位,右脚外展90°,左脚内扣60°,

转身体向右,吸气,双手自体侧高举过头顶,呼气,屈右膝,右大腿与地面平行,小腿与地面垂直,眼望前方,保持3~5个呼吸;吸气,膝盖直立,呼气,右脚回勾90°,左脚外展60°,转身体回正,反向练习;左脚外展90°,右脚内扣60°,转身体向左,吸气,双手自体侧高举过头顶,呼气,屈左膝,左大腿与地面平行,小腿与地面垂直,眼望前方,保持3~5个呼吸;吸气,膝盖直立,呼气,左脚回勾90°,右脚外展60°,转身体回正,双手扶髋,双脚内外八字走回原位。

2）练习时间:2~3分钟。

3）功效:减少腹部、腰部两侧多余脂肪,扩张胸部,伸展颈部,并能增强人的平衡感及集中注意力的能力,消除下背部及肩部的肌肉紧张。

4）禁忌:心脏功能衰弱的人不宜尝试此体式。

（4）战士二式（图5-6）

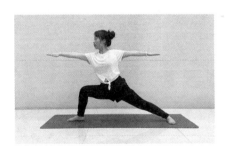

图5-6　战士二式

1）动作讲述:山式准备,双腿打开一条腿的宽度,脚尖朝外,双手扶髋保持骨盆正位,右脚外展90°,吸气,双手侧平举,掌心向下,呼气,屈右膝,右大腿与地面平行,小腿与地面垂直,右膝不超过右脚脚尖,眼望右手指尖方向,保持3~5个呼吸;吸气,膝盖直立,呼气,右脚回勾 90°,反向练习;左脚外展 90°,吸气,双手侧平举,掌心向下,呼气,屈左膝,左大腿与地面平行,小腿与地面垂直,左膝不超过左脚尖,眼望左手指尖方向,保持 3~5 个呼吸;吸气,膝盖直立,呼气,左脚回勾 90°,双手扶髋,双脚内外八字走回原位。

2）练习时间:2~3 分钟。

3）功效:能够伸展大腿内侧肌肉,紧实腿肌和臀肌,练出优美的身体线条。

（5）门闩式（图 5-7）

1）动作讲述:以"金刚跪"的姿势跪立于垫子中间,吸气,跪立起身,双手平举,掌心向下,左腿垂直于地面,右腿向右侧伸展,保持右腿绷直,呼气,身体折髋向右,右手掌置于右小腿或右脚脚踝处,左手臂高举过头顶,眼睛望向大臂间,保持 3~5 个呼吸;吸气,手臂带动身体回正,收右脚,反向练习;右腿垂直于地面,左腿向左侧伸展,保持左腿绷直,呼气,身体折髋向左,左手掌置于左小腿或左脚脚踝处,右手臂高举过头顶,眼睛望向大臂间,保持 3~5 个呼吸,吸气,手臂带动身体回正,收左脚,回到金刚跪姿。

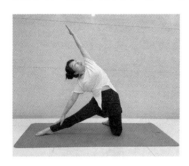

图 5-7　门闩式

2）练习时间:5~6 分钟。

3）功效:能够有效消除腰腿部的赘肉,伸展侧面的躯干和脊椎,伸展腿部肌肉,刺激腹部器官和肺。

4）禁忌:膝盖或膝关节损伤者不宜练习。

（6）虎式一（图 5-8）

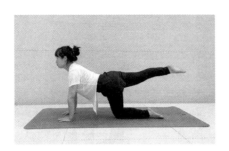

图 5-8 虎式一

1）动作讲述：以"金刚跪"姿势跪坐在垫子上，上半身前倾，双手五指大大张开，指尖向前撑在垫子上，与肩同宽，手臂与地面垂直，双膝微微分开与髋同宽，左小腿跟脚背贴实地面，小腿与大腿成直角，吸气，抬头，抬右脚向后抬高，绷脚背，保持 3~5 个呼吸。

2）练习时间：3~4 分钟。

3）功效：减少髋部和大腿区域的赘肉，灵活和滋养髋关节和脊柱神经，同时可强壮生殖腺体。

4）禁忌：手腕、肘部或肩部损伤者不宜练习。

（7）虎式二（图 5-9）

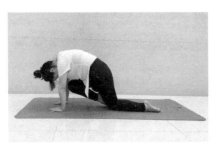

图 5-9 虎式二

1）动作讲述：以"金刚跪"姿势跪坐在垫子上，上半身前倾，双手五指大大张开，指尖向前撑在垫子上，与肩同宽，手臂与地面垂直；双膝微微分开与髋同宽，吸气，左小腿跟脚背贴实地面不动，小腿与大腿成直角，抬右脚向后抬高，绷脚背，呼气，屈右膝向前，卷尾骨，收腹，收肋骨，背部向上隆起，低头找右膝盖，保持 3~5 个呼吸，吸气，回到虎式一，呼气，放下右脚，反向练习；吸气，右小腿跟脚背贴实地面不动，小腿与大腿成直角，抬左脚向后抬高，绷脚背，呼气，屈左膝向前，卷尾骨，收腹，收肋骨，背部向上隆起，低头找左膝盖，保持 3~5 个呼吸，吸气，回到虎式一，呼气，放下左脚，回到坐姿。

2）练习时间：5~6 分钟。

3）功效：减少髋部和大腿区域的赘肉，灵活和滋养髋关节和脊柱神经，同时可强壮生殖腺体。

4）禁忌：手腕、肘部或肩部损伤者不宜练习。

（8）船式（图 5-10）

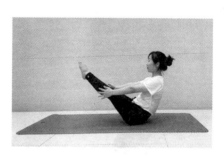

图 5-10　船式

1）动作讲述：坐姿，双手拨动臀肌，使坐骨坐实垫子，双脚向前伸直，吸气，延展脊柱，呼气，屈双膝，双手置于腘窝下将双腿拉至胸前，吸气，右腿向前蹬直，绷脚背，腿部与地面保持 60°,保持 3~5 秒,再次吸气,左腿向前蹬直,绷脚背,腿部与地面保持 60°,呼气,双手臂向前伸直,靠近大腿,肩部与手臂在同一直线,手掌相对,保持重心平衡,保持 3~5 个呼吸,呼气,放下手臂,双腿回到地面。

2)练习时间:4~5 分钟。

3)功效:能够缓解腹部胀气,消除腰部脂肪,锻炼肾脏。

(9)转躯触趾式(图 5-11)

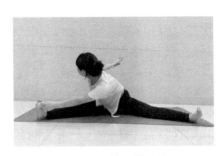

图 5-11 转躯触趾式

1)动作讲述:坐姿,双腿向两侧打开到身体最大限度,吸气,延展脊柱,双手侧平举,呼气,上半身转向右侧,俯身前屈,左手触碰右脚大拇趾,右手向后延展,头部望向右手指尖方向,吸气,手臂带动身体回正,反向练习;吸气,延展脊柱,双手侧平举,呼气,上半身转向左侧,俯身前屈,右手触碰左脚大拇趾,左手向后延展,头部望向左手指尖方向,吸气,手臂带动身体回正,呼气,放下双手,回到坐姿。

2)练习时间:3~4 分钟。

3)功效:能够减少腰部赘肉,使腿部韧带变柔软,可按压内脏,有助于消化,同时锻炼颈椎。

(10)侧抬腿式(图 5-12)

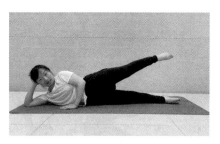

图 5-12 侧抬腿式

1）动作讲述：侧卧，头枕于右手上，左手放在胸前撑地，身体呈一条直线。吸气，绷直脚尖，慢慢向上抬高左腿，保持髋关节与地面垂直。保持 3~5 个呼吸。呼气，左腿慢慢放下，还原，直至与下面的腿并拢一起。仰卧休息，调整呼吸，反向练习。侧卧，头枕于左手上，右手放在胸前撑地，身体呈一条直线。吸气，绷直脚尖，慢慢向上抬高右腿，保持髋关节与地面垂直。保持 3~5 个呼吸。呼气，右腿慢慢放下，还原，直至与下面的腿并拢一起。仰卧休息，调整呼吸。吸气，侧身借助手臂带动身体回正，呼气，回到卧姿。

2）练习时间：5~6 分钟。

3）功效：能够有效减少大腿赘肉，塑造腰部曲线和美化臀形，强化大腿外侧肌肉和侧腰肌肉。

4）禁忌：手腕、肘、肩关节、髋关节损伤者不宜练习。

4. 休息术（图 5-13） 练习者仰卧于瑜伽垫上，双手自然放于体侧，手心朝上，两腿微微分开，调整身体，找到最佳的舒适状态，将身体全部的重量都放置于垫子上，放松 5~10 分钟。

休息术冥想词如下：让我们随着音乐慢慢放松脚尖、脚掌，放松小腿，放松膝盖，放松大腿，放松臀部，让下半身完全

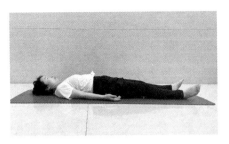

图 5-13　休息术

放松；接下来，慢慢地放松手指头，放松小臂，放松大臂，放松肩膀，放松背部；最后，放松我们的喉咙，放松下巴，放松嘴唇，放松鼻尖，放松额头，放松眼睛，放松眉心，将全身重量交付于垫子，缓缓吸气，双手高举过头顶，伸个大大的懒腰，呼气时身体侧向右侧，将头部枕于右臂，最后，左手置于胸前，推起身体缓慢直立，坐立于垫子。低头，双手合十置于胸前，结束课程练习。

（张宇宏　赵翠贤）

第三节　增 肌 系 列

瑜伽体式变化多样，相比传统、单一的增肌运动（抗阻力运动），瑜伽能够更充分地发挥机体的无氧运动能力，提高肌耐力。瑜伽体式中的战士二式、前支架式等支撑体式，能够锻炼腿部、臀部、手部的肌肉力量，多个体式结合训练，能够帮助练习者锻炼到不同的肌群，保证每个动作维持足够的时间，配合规律的呼吸，能够增强增肌的效果。

增肌瑜伽练习主要包括 4 部分：冥想、热身体式练习、增肌体式练习和休息术。

1. 冥想　练习前的冥想能够帮助练习者处于一个身心

141

平静的状态,有助于更好地完成体式动作,所以,课程前应指导练习者进行 5~7 分钟的简易坐冥想(图 5-14)。

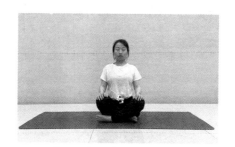

图 5-14　简易坐冥想

练习者坐在瑜伽垫上,两腿向前伸直,弯起左小腿,把左脚放在右膝下或右大腿下,弯起右小腿,把右脚放在左膝或左大腿下,尽量将脚心向上,双手十指向下,掌心轻放在两膝之上,随着音乐或导师的口令指引调节冥想的呼吸节奏。

冥想词参考如下:请大家以"简易坐"姿势坐到垫子中间,身体坐直、坐高,保持头部与脊柱在同一直线,双手十指向下,掌心轻放在两膝之上。接下来,放松面部表情,舒展眉头,嘴角微微上扬。现在,请深深地吸气,让气息由鼻腔、胸腔沉入丹田,缓缓呼气,在一呼一吸之间,去感受心跳的稳定、身体的安宁。吸气时小腹微微隆起,呼气时小腹一点一点内收。接下来,调整腹式呼吸到自然呼吸,吸气,双手胸前合十,呼气,将双手自然放于双膝上,慢慢睁开眼睛,感受眼前的明亮。

2. **热身体式练习**　拜日式热身体式用不同的体式活动脊柱并伸展四肢,使人体各部位处于协调状态。增肌瑜伽系列推荐 5~10 分钟的拜日式热身体式练习(详见第五章第

二节)。

3. 增肌体式练习　具体体式如下。

（1）山式站立（图 5-15）

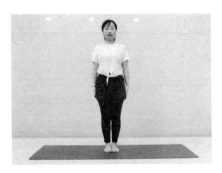

图 5-15　山式站立

1）动作讲述：双脚走到垫子前端站立（距离外缘线一个脚掌的距离），双脚大拇趾、脚后跟互相触碰，收腹，收臀，抬头挺胸，眼望前方，吸气延展脊柱，双手自然垂立于体侧。

2）练习时间：1~2 分钟。

3）功效：是基础的站立体式，能够保持正确的站立姿势，纠正身体的不良体态，保持脊柱弹性，收紧腹部和臀部，并减轻坐骨神经痛的症状，使人感觉身体轻盈，精神敏捷活跃。

（2）幻椅式（图 5-16）

1）动作讲述：山式准备，双脚打开与髋同宽，吸气延展脊柱，双手自体侧举过头顶，呼气，臀部向下向后蹲，大腿与地面成 90°，膝盖外展，不超过第二趾并正对第二趾方向，保持 3~5 个呼吸，吸气，手臂带动身体直立，呼气，放下双手于体侧。

2）练习时间：4~5 分钟。

　　3）功效：强健双腿，增进体态平衡，强壮背部肌肉群，扩展胸部，强壮腹部器官，消除肩膀酸痛、僵硬。

（3）战士一式（图5-17）

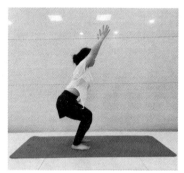

图5-16　幻椅式

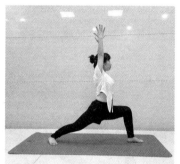

图5-17　战士一式

　　1）动作讲述：山式准备，双腿打开一条腿的宽度，脚尖朝外，双手扶髋保持骨盆正位，左脚外展90°，右脚内扣60°，转身体向左，吸气，双手自体侧高举过头顶，呼气，屈左膝，左大腿与地面平行，小腿与地面垂直，眼望前方，保持3~5个呼吸，吸气，膝盖直立，呼气，左脚回勾90°，右脚外展60°，转身体回正，反向练习；右脚外展90°，左脚内扣60°，转身体向右，吸气，双手自体侧高举过头顶，呼气，屈右膝，右大腿与地面平行，小腿与地面垂直，眼望前方，保持3~5个呼吸，吸气，膝盖直立，呼气，左脚回勾90°，右脚外展60°，转身体回正，双手扶髋，双脚内外八字走回原位。

　　2）练习时间：5~6分钟。

　　3）功效：减少腹部、腰两侧多余脂肪，消除下背部及肩部的肌肉紧张。

4）禁忌：心脏功能衰弱者不宜练习。

（4）战士二式（图5-18）

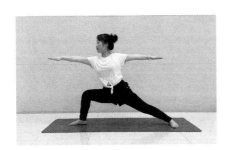

图5-18 战士二式

1）山式准备，双腿打开一条腿的宽度，脚尖朝外，双手扶髋保持骨盆正位，左脚外展90°，吸气，双手侧平举，掌心向下，呼气，屈左膝，左大腿与地面平行，小腿与地面垂直，左膝不超过左脚脚尖，眼望左手指尖方向，保持3~5个呼吸，吸气，膝盖直立，呼气，左脚回勾90°，反向练习；右脚外展90°，吸气，双手侧平举，掌心向下，呼气，屈右膝，右大腿与地面平行，小腿与地面垂直，右膝不超过右脚尖，眼望右手指尖方向，保持3~5个呼吸，吸气，膝盖直立，呼气，左脚回勾90°，双手扶髋，双脚内外八字走回原位。

2）练习时间：5~6分钟。

3）功效：能够伸展大腿内侧的肌肉，紧实腿肌和臀肌。

（5）前支架式（图5-19）

1）动作讲述：俯卧，双手支撑上身，脚尖触地。吸气，身体其他部位离开地面。身体保持在一条直线上。保持3~5个呼吸。

2）练习时间：3~4分钟。

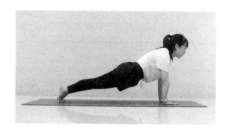

图 5-19　前支架式

3）功效：能够增加腰腹的力量和耐力,增强手部肌肉力量。

4）禁忌：严重的手腕、肘部或肩部损伤者避免练习。

（6）侧支架式（图 5-20）

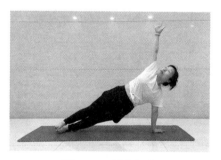

图 5-20　侧支架式

1）动作讲述：左手支撑上身,将重心移至左脚外侧边缘,并将右脚重叠于左脚之上,右手放在右髋部。吸气,向上转动身体,使左脚外侧和左手臂平稳地支撑身体重量。向背部内收肩胛及骶骨,收紧大腿。整个身体从脚跟至头顶成为一条直线,维持 2~3 个呼吸。吸气,将右手臂伸展向天空,使其平行于两肩,呼气,保持头部在自然的中立位置,或向上注视上方的手,维持 3~5 个呼吸。

2)练习时间:4~5 分钟。

3)功效:锻炼手部、腿部肌肉力量,紧实腰背部肌肉。

4)禁忌:严重的手腕、肘部或肩膀损伤者避免练习。

(7)桥式(图 5-21)

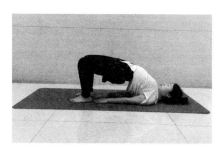

图 5-21 桥式

1)动作描述:仰卧,双脚自然打开与骨盆同宽,双手放于身体两侧,吸气,膝盖弯曲,脚跟移至最靠近臀部的位置或贴于臀部,运用腹部、大腿和臀部的力量,将臀部慢慢往上抬到最高,尾椎骨内收,臀部夹紧,肩膀保持贴平于地面。保持 3~5 个呼吸。

2)练习时间:4~5 分钟。

3)功效:锻炼腰腹部、臀部肌肉,使臀部线条越来越紧实,同时可以强化背部肌肉,缓解背痛。

4)禁忌:严重的脊柱、髋关节损伤者不宜练习。

(8)90°抬腿式(图 5-22)

1)动作讲述:仰卧,两腿并拢伸直,绷脚背。吸气,收紧腹部,呼气,两腿向上抬起约 90°,维持 5~6 个呼吸,呼气,慢慢放下两腿回到躺姿。

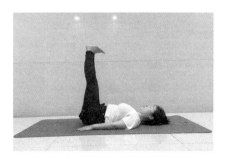

图 5-22 90°抬腿式

2）练习时间：5~6 分钟。

3）功效：锻炼臀部肌肉，强化腹肌，增加肌耐力。

（9）60°抬腿式（图 5-23）

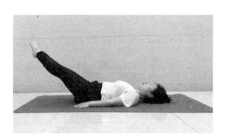

图 5-23 60°抬腿式

1）动作讲述：仰卧，两腿并拢伸直，绷脚背。吸气，收紧腹部，呼气，两腿向上抬起约 60°，维持 5~6 个呼吸，呼气，慢慢放下两腿回到躺姿。

2）练习时间：5~6 分钟。

3）功效：锻炼臀部肌肉，强化腹肌，增加肌耐力。

（10）30°抬腿式（图 5-24）

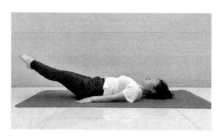

图 5-24　30°抬腿式

1）动作讲述：仰卧，两腿并拢伸直，绷脚背。吸气，收紧腹部，呼气，两腿向上抬起约 30°，保持 5~6 个呼吸，呼气，慢慢放下回到躺姿。

2）练习时间：5~6 分钟。

3）功效：锻炼臀部肌肉，强化腹肌，增加肌耐力。

4. 休息术（图 5-25）

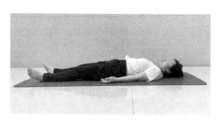

图 5-25　休息术

练习者仰卧于瑜伽垫上，双手自然放于体侧，手心朝上，两腿微微分开，调整身体，找到最佳的舒适状态，将身体全部的重量都放置于垫子上，放松 5~10 分钟。

休息术冥想词参考第五章第二节相关内容。

（张宇宏　赵翠贤）

第四节 安神系列

　　瑜伽不但有助于调节人体的神经内分泌系统功能,还能调节紧张、焦虑、烦躁不安等各种不良情绪,净化心灵,使人的内心保持和平、安宁,使人心情愉悦。瑜伽体式中的婴儿式、花环式、前屈式等,均有利于增加大脑的血供,滋养大脑神经,提高大脑血液中的氧含量,有助于缓解压力,起到安神、促进睡眠的作用。

　　安神瑜伽练习主要包括4部分:冥想、热身体式练习、安神体式练习和休息术。

　　1. 冥想　练习前的冥想能够帮助练习者保持身心平静的状态,有助于更好地完成体式动作,所以,课程正式开始前应指导练习者进行5~7分钟的简易坐冥想(图5-26)。

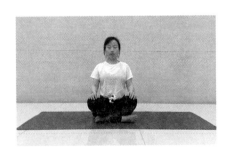

图 5-26　简易坐冥想

　　练习者坐在瑜伽垫上,两腿向前伸直,弯起左小腿,把左脚放在右膝下或右大腿下,弯起右小腿,把右脚放在左膝或左大腿下,尽量将脚心向上,双手十指向下,掌心轻放在两膝之上,随着音乐或导师的口令指引调节冥想的呼吸节奏。

冥想词参考如下：请大家选择最舒适的坐姿坐到垫子中间，身体坐直、坐高，保持头部与脊柱在同一直线，双手十指向下，掌心轻放在两膝之上。深深地吸气，感觉气息由鼻腔、胸腔沉入丹田，缓缓地呼气，将身体中所有的废气、浊气慢慢地通过胸腔、鼻腔呼出……慢慢地，慢慢地，想象有一滴露珠滴落在眉心，顺着眉心来到面颊，再从面颊流淌到肩膀，顺着手臂滑过指尖，感觉身体越来越轻，越来越轻，仿佛也化作了一滴水滴，在荷叶上自由自在地滑动，脚下是一片微波荡漾的湖面，清澈的湖水在阳光的照射下波光粼粼。一阵微风吹过，我们轻轻地从荷叶上滑落，将自己融进了清澈的湖水之中……现在，让我们把意识慢慢地收回来，吸气，双手胸前合十，呼气，将双手自然放于双膝上，慢慢睁开眼睛，感受眼前的明亮。

2. **热身体式练习**

（1）单腿交换伸展式（图 5-27）

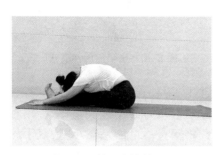

图 5-27　单腿交换伸展式

1）动作讲述：手杖式坐立，弯曲右腿，脚心置于左大腿内侧，左腿向前伸直，勾脚背；吸气抬头，延展脊柱，双臂高举过头顶，掌心相对；呼气，缓慢向下伸展背部，将额头尽可能贴靠小腿,双手抓握前脚掌或置于所及最远端;停留 1~2 分钟,保持自然呼吸状态。吸气,身体回正,伸直右腿,回到手杖式。反向练习,弯曲左腿,脚心置于右大腿内侧,右腿向前伸展,勾脚背;吸气抬头,延展脊柱,双手高举过头顶,掌心相对;呼气,缓慢向下伸展背部,将额头尽可能贴靠小腿,双手抓握前脚掌或置于所及最远端;停留 1~2 分钟,保持自然呼吸状态。吸气,身体回正,伸直左腿,回到手杖式。

2)练习时间:3~4 分钟。

3)功效:疏通经络,伸展肌肉,提高身体柔韧性。

（2）坐姿前屈伸展式（图 5-28）

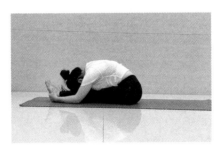

图 5-28　坐姿前屈伸展式

1）动作讲述:手杖式坐立,双腿并拢向前伸直,脚尖回勾;吸气,延展脊柱,双臂高举过头顶,掌心相对;呼气,缓慢向下伸展背部,将额头尽可能贴靠小腿,双手尽量放于脚后方,保持自然呼吸状态。吸气,身体回正,回到手杖式。

2）练习时间:3~4 分钟。

3）功效:按摩腹部器官,消除小腿肿胀,提高身体柔韧度。

（3）坐姿体侧屈伸展式（图 5-29）

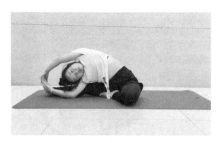

图 5-29 坐姿体侧屈伸展式

1）动作讲述：手杖式坐立，吸气，右腿伸直外展 180°，弯曲左膝，将左脚跟置于会阴处。吸气，脊柱延展，左臂向上高举过头顶，呼气，身体向右侧延展，双手抓住右脚前脚掌，扭转身体向上，眼睛通过左大臂内侧望向上方，保持 1~2 分钟，全程保持自然呼吸状态。吸气，手臂带动身体回正，呼气，伸直左腿，收右腿，回到手杖式坐立。吸气，左腿伸直外展 180°，弯曲右膝，将右脚跟置于会阴处。吸气，脊柱延展，右臂向上高举过头顶，呼气，身体向左侧延展，双手抓住左脚前脚掌，扭转身体向上，眼睛通过右大臂内侧望向上方，保持 1~2 分钟，全程保持自然呼吸状态。吸气，手臂带动身体回正，呼气，伸直左腿，收右腿，回到手杖式坐立。

2）练习时间：3~4 分钟。

3）功效：按摩腹部器官，消除小腿肿胀，提高身体柔韧度。

3. 安神体式练习

（1）山式（图 5-30）

1）动作讲述：双脚走到垫子前端站立（距离外缘线一个脚掌的距离），大拇趾、脚后跟并拢，收腹，收臀，抬头挺胸，眼望前方，吸气延展脊柱，双手自然垂立于体侧。

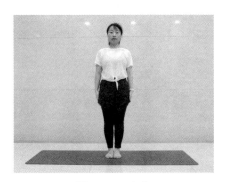

图 5-30　山式

2）练习时间：1~2分钟。

3）功效：是基础的站立体式。能够保持正确的站立姿势,纠正身体的不良体态,保持脊柱弹性,收紧腹部和臀部,并减轻坐骨神经痛的症状,使人感觉身体轻盈。

（2）分腿前弓式（图 5-31）

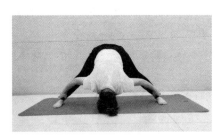

图 5-31　分腿前弓式

1）动作讲述：山式站立,双腿打开一条腿宽,脚尖指向正前方,双手扶髋,吸气,延展脊柱,呼气折髋向下,双手从旁侧抓住脚踝关节,头顶触地,臀部、大腿外侧向上伸展,吸气,双手扶髋,微屈膝,身体回正,呼气,双脚内外八字走回原位。

2）练习时间：1~2分钟。

3）功效：拉伸大腿后侧韧带，放松背部肌肉，滋养大脑，具有安神功效。

（3）花环式（图5-32）

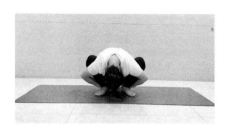

图 5-32　花环式

1）动作讲述：双脚打开与髋部同宽，呼气下蹲，腋窝展开盖住膝盖内侧，反手向后抓住脚踝，低头放松，保持3~5个呼吸，吸气，抬头，松手放开脚踝，眼望前方。

2）练习时间：3~4分钟。

3）功效：使颈部、背部、小腿肌肉和脚踝得到拉伸和放松，缓解疲劳。

（4）坐角式（图5-33）

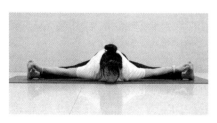

图 5-33　坐角式

1）动作讲述：坐立于垫子，双腿向两侧打开，双手抓住脚尖或大脚趾；吸气，背部延展，呼气，折髋向前，胸腔、下巴尽量贴地。

2）练习时间：3~4分钟。

3）功效：促进骨盆区域的血液循环，有助于调节月经。

（5）束角式（图5-34）

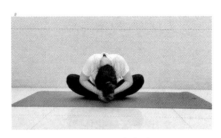

图5-34　束角式

1）动作讲述：山式坐姿，弯曲膝盖，吸气时将双脚贴近身体，双脚脚跟、脚掌贴合，双手十指交扣握住前脚掌，将双脚后跟贴向会阴处；呼气，用肘关节抵住小腿或膝盖下压，身体前屈，依次将前额、鼻子以及下巴贴于垫子，保持3~4分钟的时间。吸气抬头，脊柱延展，呼气，松开双脚，伸直双腿，回到坐立体式。

2）练习时间：3~4分钟。

3）功效：消除坐骨神经痛，打开髋部和腹股沟，促进淋巴排毒，缓解经期疼痛。

（6）婴儿式（图5-35）

1）动作讲述：双脚并拢，跪立于垫子上，吸气，延展脊柱，呼气，上半身向前向下，让腹部靠近大腿，头偏向一侧，侧额贴地，双臂置于体侧，放松双肩和脊柱。

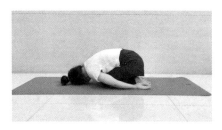

图 5-35　婴儿式

2）练习时间：5~6 分钟。

3）功效：有助于滋养大脑神经,缓解压力,帮助睡眠。

（7）人面狮身式（图 5-36）

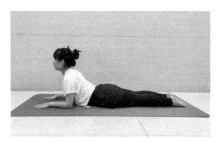

图 5-36　人面狮身式

1）动作讲述：俯卧,大腿内侧收紧,脚背有力着地。双手十指张开放于肩部下方。吸气,缓慢抬起头、颈、肩部,肘关节和前臂支撑地面,髋部不要离开地面。维持 3~5 个呼吸。

2）练习时间：4~5 分钟。

3）功效：增加脊柱弹性,减轻背部疼痛,促进消化,调节激素分泌,调理月经和生殖系统。

（8）快乐婴儿式（图 5-37）

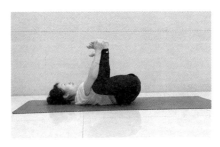

图 5-37 快乐婴儿式

1）动作讲述：仰卧于垫子，吸气，屈双膝于胸前，呼气，双手握住双脚外沿，将双膝向外侧向下打开至腋下，全程保持背部着地，保持自然呼吸状态。

2）练习时间：4~5 分钟。

3）功效：深度地打开髋部，有效放松骶骨，缓解背部疼痛。仰卧姿势使大脑处于放松状态，可平静大脑，缓解压力。

（9）仰卧脊柱扭转式二（图 5-38）

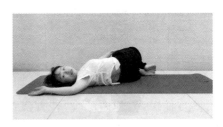

图 5-38 仰卧脊柱扭转式二

1）动作讲述：仰卧，双手向两侧打开，与肩在同一条直线上，双脚并拢。吸气，屈双膝收回靠近腹部，呼气，弯曲双腿向左侧扭转，头向右侧扭转，眼睛看向右侧。左手扶右膝，右前臂弯曲放于体侧，掌心朝上，指尖指向头顶方向，保持 3~5

个呼吸。

2）练习时间：4~5分钟。

3）功效：收髋，释放脊柱中的压力，缓解背部疼痛。仰卧姿势使大脑处于放松状态，可平静大脑，缓解压力。

4. 休息术（图5-39）

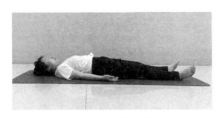

图5-39 休息术

练习者仰卧于瑜伽垫上，双手自然放于体侧，手心朝上，两腿微微分开，调整身体，找到最佳的舒适状态，将身体全部的重量都放置于垫子上，放松5~10分钟。

休息术冥想词参考第五章第二节相关内容。

（张宇宏 赵翠贤）

第六章　追踪随访管理要点

随访是指医院或医疗保健机构对曾在医院就诊的患者，以通讯或其他的方式，定期了解患者的病情变化，并指导患者康复的一种观察方法。随访的方式可选用多样化的沟通渠道，如电话、短信、微信、电子邮件、信件、复诊或探访等，所收集信息统一录入病历系统，为各项统计、查询和分析提供数据基础。有效的随访不仅可以及时发现并解决问题、总结经验，还可以更好地服务于患者，提升诊疗满意度。本章根据患者不同阶段的就诊需求，归纳并总结各阶段的随访内容，为临床随访工作的开展提供参考。

第一节　调经患者随访要点

一、月经的定义

女性子宫内膜在雌孕激素的作用下，每个月发生规律性的脱落和宫腔出血称为月经。月经来的第 1 天是月经周期的开始，到下次来月经的间隔时间称为一个月经周期。月经周期一般为 21~35 天，平均 28 天。每次月经出血的持续时间称为经期，一般为 2~8 天，平均 4~6 天。一次月经的总失血量称为经量，正常月经量为 20~60ml，超过 80ml 为月经过多，少于 5ml 为月经过少。

二、月经失调的概念

月经的周期性、规律性、经期长度、经期出血量任何一项出现紊乱可称为异常子宫出血（abnormal uterine bleeding，AUB）。正常月经与 AUB 的术语及范围见表 6-1。

表 6-1　正常月经与 AUB 的术语及范围

月经的临床评价指标	术语	范围
月经频率		
	闭经	≥6 个月月经不来潮
	正常	（28±7）d
	月经频发	<21d
	月经稀发	>35d
周期规律性[①]		
	规律月经	<7d
	不规律月经	≥7d
经期长度		
	正常	≤7d
	经期延长	>7d
经期出血量		
	月经过多	自觉经量多，影响生活质量
	月经过少	自觉经量较以往减少，点滴状

注：①周期规律性指近 1 年的周期之间月经周期的变化范围。

三、月经失调患者的自我记录

出现月经失调时，应详细记录月经开始紊乱的时间、出血第一日的时间、出血量的多少（可记录更换卫生巾的频率、次数等）、持续时间和出血量的变化过程，以及有无伴随痛经、头晕、恶心、呕吐、腰酸和腹泻等症状。如有到医院就诊，则需要整理、记录所做过的检查结果及用药情况，并记录用药后的疗效、有无副作用等。

四、月经量的评估

目前国际上普遍采用 1990 年 Higham 提出的月经失血图（pictorial blood loss assessment chart，PBAC）对月经量进行评估。根据每张卫生巾的血染程度不同，给予不同的评分，评分包括两个方面。

（一）血染面积评估

1. 轻度（1 分） 血染面积整张卫生巾的 1/3。
2. 中度（5 分） 血染面积占整张卫生巾的 1/3~2/3。
3. 重度（20 分） 血染面积基本为整张卫生巾。

（二）血块大小评估

1. <1 元硬币者为小血块，评分 1 分。
2. >1 元硬币者为大血块，评分 5 分。

将每张卫生巾的评分、卫生巾数量、天数都记录下来，最后算出总分。总分 >100 分，则为经量过多（>80ml），总分 <25 分，则为经量过少（<20ml）。

五、月经不调的病因

可分为子宫本身的结构性改变所致以及非子宫结构性改变所致两大类（表 6-2）。

表 6-2　FIGO 的 AUB 病因新分类系统：PALM-COEIN 系统

PALM	COEIN
子宫内膜息肉（polyp）	全身凝血相关疾病（coagulopathy）
子宫肌腺病（adenomyosis）	排卵障碍（ovulatory dysfunction）
子宫平滑肌瘤（leiomyoma）	子宫内膜局部异常（endometrial）
黏膜下（SM）	医源性（iatrogenic）
其他部位（O）	其他病因（not otherwise classified）
子宫内膜恶变和不典型增生（malignancy and hyperpalasia）	

注：FIGO 为国际妇产科联盟。

六、月经不调的诊治流程

详细地回顾月经变化的历史，确认异常子宫出血的模式，首先需要抽血或验尿排除妊娠相关的出血，然后通过妇科检查来排除阴道、宫颈病变所致的出血，再通过抽血查血常规、性激素、甲状腺功能、凝血功能以及完善盆腔超声等检查来排查月经不调的具体原因，对因治疗。

七、不同类型月经不调的治疗及随访

（一）子宫内膜息肉

1. 保守治疗　直径 <1cm 的息肉若无症状，1 年内自然消失率约 27%，恶变率低，可先观察随诊。随访要点：1 年后随访，无异常，嘱每年复查，不适随诊。

2. 宫腔镜息肉摘除术　对体积较大或有症状的息肉推荐宫腔镜下息肉摘除或刮宫。息肉摘除术后容易复发，尤其是多发息肉，建议息肉手术后应长期管理。对已完成生育或近期内无生育计划者可选择口服药物如复方短效口服避孕药、孕激素（如地屈孕酮）或宫腔内放置节育器等方式减少复发的风险,术后1个月、6个月及1年后各随访1次。随访要点:①患者自我感觉有无不适;②提醒遵医嘱服药(重点关注服药期间有无异常出血);③定期超声检查,必要时复查宫腔镜及病理。

3. 根治性手术　对40岁以上,无生育要求且伴有息肉不典型增生或恶变者可考虑子宫切除术。

（二）子宫腺肌病

首选治疗方案是药物治疗。药物根据给药途径,包括口服药、肌注和左炔诺孕酮宫内释放系统。

1. 常用口服药物　包括高效孕激素、短效口服避孕药等。长期口服药物需每半年复查血常规、肝肾功能、凝血功能、宫内及乳腺超声等。

2. 肌内注射药物　包括GnRH-a、促性腺激素释放激素拮抗剂(GnRH antagonist,GnRH-ant)。长期注射GnRH-a注意有无低雌激素症状,如潮热、多汗、易怒、失眠和阴道干涩等,可适当添加小剂量雌激素等,并注意钙的补充。

3. 左炔诺孕酮宫内释放系统　可避免长期口服药物对肝、肾等的作用,并且同时有避孕作用,适用于暂无生育要求或短期内无生育计划,但子宫较大的患者需要先进行GnRH-a治疗缩小子宫,体检后再行放置。

药物治疗建议1个月、半年、1年后各随访1次,随访要点:①患者自我感觉有无不适;②提醒遵医嘱服药(重点关注服药期间有无异常出血);③抽血检查CA125及行超声检查,必要时复查宫腔镜。年轻、有生育要求者可用GnRH-a治疗3~6个月之后酌情行试管助孕;若子宫体积较大、CA125较高、月经过多、AUB 引起贫血者可选择手术治疗。

（三）子宫平滑肌瘤

如存在月经过多,并且无生育需求,可选择复方口服避孕药、止血药、非甾体抗炎药、左炔诺孕酮宫内释放系统来缓解症状。药物治疗建议半年、1 年后各随访 1 次,随访要点:①患者自我感觉有无不适;②提醒遵医嘱服药(重点关注服药期间有无异常出血);③定期超声检查。有生育要求者可采用 GnRH-a、米非司酮治疗 3~6 个月,待肌瘤缩小和出血症状改善后选择自然妊娠或试管助孕。对于月经过多、AUB 引起贫血者、合并其他手术指征或怀疑肌瘤恶变者,通常建议手术治疗。

（四）子宫内膜恶变和不典型增生

子宫内膜不典型增生是子宫内膜癌的癌前病变,文献报道随访 13.4 年癌变率为 8%~29%。常见于 PCOS、肥胖、使用他莫昔芬的患者,主要表现为不规则子宫出血,月经淋漓不尽;可与月经稀发交替发生,少数为经间期出血,往往伴有不孕。未生育人群发病率较高。

年龄 ≥45 岁、近期有反复不规则的子宫出血、有子宫内膜癌高危因素(如高血压、肥胖、糖尿病、林奇综合征家族史等)、经阴道 B 超提示子宫内膜增厚且回声不均匀、药物治疗效果不显著者应行刮宫术并行内膜病理检查,首选宫腔镜下诊刮。无生育要求的患者首选子宫切除术。

年轻、要求保留生育功能者则需要经过医生全面评估和充分咨询后,使用药物进行保守治疗,通常采用连续口服高效合成孕激素治疗,如甲羟孕酮、甲地孕酮等,也可应用 GnRH-a 肌内注射和左炔诺孕酮宫内释放系统。随访建议:①治疗 3~6 个月后行诊断性刮宫复查或宫腔镜下定点活检,行子宫内膜病理检查;②如内膜病变未逆转,应考虑增加药物的剂量或更换药物,继续用药 3~6 个月后复查;③如果内膜不典型增生消失,建议继续用孕激素治疗,治疗 3 个月后复查仍为阴性,则可停止大剂量孕激素治疗;④有生育要求者可积极备孕,必要时试管助孕;⑤备孕期间可选择月经后半期使用天然孕激素(如每日给予地屈孕酮 20mg 或黄体酮软胶囊 200mg,自月经第 15 天起连续服用 12~14 天),以达到保护子宫内膜的作用,同时不影响排卵及妊娠。

暂时无生育要求者,需采用长效管理措施,预防子宫内膜不典型增生复发,可考虑左炔诺孕酮宫内释放系统,或定期使用高效孕激素保护子宫内膜。随访建议:治疗 9~12 个月后,复查病理提示子宫内膜不典型增生未逆转或有进展者,需重新评估,必要时考虑子宫全切除术。

(五)全身凝血相关疾病

月经过多者需筛查是否有凝血功能异常,尤其是从月经初潮起就有月经过多,每月 1~2 次瘀伤、每月 1~2 次鼻出血、经常牙龈出血、有出血倾向家族史者。随访建议:应同时就诊血液科和妇科,由两科医生共同诊治,协助控制月经出血情况。

(六)排卵障碍

通常通过药物在出血期止血并纠正贫血,血止后应用药物调整月经周期,预防子宫内膜增生和异常出血的复发。随访建议:①有生育要求者建议行促排卵治疗,必要时行夫精人工授精或试管助孕;②对已完成生育,或近 1 年无生育计划者可应用左炔诺孕酮宫内释放系统,减少出血量,预防子宫内膜增生病变,术后 1 个月、每年复查经阴道 B 超,评估节育器的位置;③已完成生育、药物治疗无效或有禁忌证的患者可考虑子宫切除术;④如果年近绝经,可就诊更年期门诊完善相关检查后,开始绝经期的药物替代治疗。

(七)子宫内膜局部异常

建议先行口服孕激素药物治疗,无生育要求可以考虑左炔诺孕酮宫内释放系统,阴道出血量多可使用止血药。短期内止血调经,可选择口服短效复方避孕药和高效的孕激素药物治疗。随访建议:①口服药物,建议至少 3 个月随诊,评估用药期间月经情况,有无异常出血;同时行 B 超检查内膜情况。②选择应用左炔诺孕酮宫内释放系统,建议术后 1 个月、每年复查经阴道 B 超,评估节育器的位置。

(八)医源性

服用短效复方口服避孕药期间,漏药可能会引起不规则阴道出血,需要在医生指导下定时、规律服用;若是左炔诺孕酮宫内释放系统或皮下埋置剂引起的阴道出血,可对症处理或期待治疗,务必做好放置前的咨询,术后 1 个月、1 年各随访 1 次。随访要点:①患者自我感觉有无不适;②期间有无异常出血;③行经阴道 B 超检查,必要时复查宫腔镜及内膜病理。应用抗抑郁药或抗凝药引起的阴道出血可对症处理,必要时咨询专科医生。

(九)其他病因

其他罕见的阴道出血原因有子宫动静脉畸形、剖宫产术后子宫瘢痕缺损和子宫肌层肥大等。对于动静脉畸形的治疗,有生育要求者,出血量不多可采用口服短效复方避孕药或期待疗法;对出血严重者,首先应维持生命体征平稳,尽早采用选择性子宫动脉栓塞术,但术后易导致严重的宫腔粘连,影响妊娠。无生育要求者,可采用子宫切除术。对于子宫瘢痕憩室的治疗,无生育要求者可使用短效复方口服避孕药,可缩短阴道出血时间,但停药后易复发;若药物治疗效果不佳,可考虑宫腔镜手术修补治疗。随访建议:①口服药物者,建议至少 3 个月随诊,评估用药期间月经情况,有无异常出血;同时行经阴道 B 超检查子宫及内膜情况。②选择手术治疗者,建议术后 1 个月、每年复查经阴道 B 超,优选三维B 超。

(邓美莲　许培　彭鑫)

第二节　备孕患者随访要点

性成熟期又称为生育期,是卵巢生殖机能与内分泌机能最旺盛的时期,历时约 30 年。

随着我国社会经济的飞速发展,优生优育理念逐渐深入人心,并成为公众比较认可的一种观念,人们越来越重视孕前、孕中检查。研究表明,给予备孕夫妇孕前优生健康检查及指导,可纠正患者的不良习惯,减少新生儿缺陷的发生率,可提高新生儿的健康生存率,从而提高我国人口的整体素质。

一、孕前优生优育检查项目

孕前检查顾名思义,就是夫妻准备怀孕之前到医院进行针对生殖系统和遗传因素所做的身体检查,最佳孕前检查时间是 3 个月至半年内,以下是备孕女性常规检查项目表（表 6-3）。

表6-3 备孕女性常规检查项目表

检查项目	检查内容	检查目的	检查方法	检查时间
身高、体重	测量出具体的数值,计算BMI是否正常	如果BMI超标或者较低,需要调整,使其控制在合理的范围内	体脂测定	怀孕前3个月
血压	血压的正常值:收缩压90~140mmHg舒张压60~90mmHg	若孕前及早发现血压异常,及早治疗,有助于安全度过孕期	血压计	怀孕前3个月
血常规	白细胞、红细胞、血红蛋白、血小板、ABO血型、Rh血型等	是否患有地中海贫血、缺铁性贫血、血小板减少、感染等,也可预测出是否会发生血型不合	静脉抽血	怀孕前3个月
肝肾功能	包含转氨酶、肌酐、尿酸、乙肝病毒、血脂等	肝肾病患者怀孕后可能会加重病情,导致早产	静脉抽血	怀孕前3个月

续表

检查项目	检查内容	检查目的	检查方法	检查时间
生殖系统	通过白带常规筛查滴虫、细菌、真菌感染等阴道炎症及淋病、梅毒等性传播疾病；通过经阴道 B 超检查有无子宫肌瘤、卵巢囊肿、宫颈病变等	如患有性传播疾病、卵巢肿瘤及影响受孕；子宫肌瘤增长较明显或体积较大又多发，要做好孕前咨询，进行必要的治疗和生育指导	阴道分泌物、宫颈涂片及经阴道 B 超检查（通常在月经干净后 3~7 天内进行妇检；检查前 3 天应禁止性生活；要记住末次月经的日期）	怀孕前 3 个月
口腔	是否有龋齿、未发育完全的智齿以及其他的口腔疾病	怀孕期间，原有口腔隐患易加重，会影响胎儿的健康，口腔问题最好在孕前解决	口腔检查	怀孕前 3 个月
甲状腺	TSH、FT_4、FT_3、甲状腺过氧化物酶抗体（TPO-Ab）	孕期可以使甲状腺疾病加重，也会增加甲状腺疾病发生的风险；而未控制的甲状腺病如甲亢、甲减等会影响胎儿神经和智力发育	静脉抽血	怀孕前 3 个月

二、追踪随访要点

生育能力在整个生育周期中处于不断变化的状态,任何实质的变化均可导致周期生育力发生显著变化,因此进行备孕评估的最佳时间是夫妇正在实际尝试妊娠前的 3~6 个月,随访内容主要针对患者的术前检查结果进行追踪随访和管理。

(邓美莲 许 培)

第三节 不孕症患者随访要点

一、不孕症的定义

不孕症是一种生殖系统疾病,美国生殖医学会(ASRM)把不孕症定义为经过 12 个月甚至更长时间的常规无保护性交后,无法实现临床妊娠。不孕及其他相关基本定义如下(表 6-4)。

表 6-4 不孕及其他相关基本定义

名词	基本定义
不孕	未采取避孕措施 1 年内没有成功妊娠
生育力低下	与年龄和人口匹配的妊娠能力降低
受孕力	采取措施后每个月经周期的妊娠可能性
生殖力	采取措施后每个月经周期的活产可能性
原发不孕	从来没有妊娠者
继发不孕	既往有妊娠史,不管结局如何(如自发流产、异位妊娠、死产或活产)

名词	基本定义
生化妊娠	阳性 hCG 诊断的妊娠在用其他方式如经阴道超声证实临床妊娠前自发流产
临床妊娠	阳性 hCG 和经阴道超声证实临床妊娠(宫内孕囊或心管搏动)或流产经病理检查发现有妊娠组织存在

二、不孕症的原因

近年来,由于生活压力和环境污染等相关因素影响,不孕不育患者就诊数量明显增加。临床常见的女性不孕症原因有:①年龄超过 35 岁,卵子质量下降,受孕概率大大降低;②紧张、焦虑、抑郁、烦躁等消极情绪不利于受孕,情绪波动较大也会影响受孕率;③月经不规律、经血过多、痛经、月经量减少等都会影响受孕;④先天的子宫畸形如双角子宫、单角子宫、子宫纵隔和宫腔粘连等会影响受孕;⑤输卵管积水、阻塞、伞端闭锁等,若既往曾有过输卵管妊娠也会影响受孕;⑥如存在 PCOS、卵巢囊肿、畸胎瘤等情况,也会导致受孕概率下降;⑦甲状腺、肾上腺功能,血糖、血脂等肝肾代谢情况都会影响受孕,其中,因为妇科内分泌疾病诱发的不孕症患者约占 30%。

三、追踪随访要点

不孕症患者因受孕困难,容易出现沮丧、焦虑及抑郁、内疚等负面情绪,有不少患者会选择采用辅助生殖技术助孕,但由于辅助生殖技术的实施过程和环节相对较为烦琐,患者的经济负担较重,无形中也增加了不孕症患者的精神心理压力。因此,医护人员与不孕症患者需要保持良好的沟通,鼓励患者并给予其信心,缓解患者的精神、心理压力。

对于不孕患者,还应关注其排卵情况,如使用促排卵药物,则应关注患者的药物反应,警惕多卵泡发育及排卵出现OHSS、多胎妊娠;对于选择辅助生殖助孕的不孕症患者,若双方有胚胎冷冻保存,告知患者 3 个月后可进行冷冻胚胎的移植,移植前需要夫妻双方共同签署解冻胚胎及移植的知情同意书。若患者无冷冻胚胎,应指导其进行后续的治疗。

(邓美莲　许　培)

第四节　妊娠患者随访要点

一、妊娠的定义

妊娠是指从卵子受精开始,胚胎和胎儿在子宫内生长发育的生理过程,若以末次月经第一日计算则为 280 天,共 40 周。

二、妊娠期的划分

完整的妊娠期需经历 40 周,可分为 3 个时期,所以妊娠期需要做好胎儿和母体的保健:一是保护孕妇的身体健康,二是要保护胎儿免受或少受外界因素的干扰,使其在宫内健康发育。

1. 早期妊娠　妊娠第 12 周末之前的阶段。
2. 中期妊娠　妊娠第 13~27 周末的阶段。
3. 晚期妊娠　妊娠第 28 周至胎儿娩出前。

三、产前检查目的

妊娠是正常的生理过程,胎儿在宫内生长发育,母体也发生相应的适应性变化,如果超出其生理范围,可能会出现病理情况,给母婴健康带来不利影响,因此只有通过定期检查并进行监护,才能做到定期观察胎儿发育情况,及时预防和处理异常的情况,保证母婴顺利度过妊娠期。

四、产前检查的次数及孕周

妊娠早期孕妇应到医院就诊,一般整个妊娠期产检次数应为 10~13 次,高危孕妇视具体情况相应增加。

产检频次:①妊娠早期第 1 次产检;②妊娠中期每 4 周产检 1 次;③妊娠晚期每 2 周产检 1 次;④临产期每周产检 1 次直至分娩。

五、产前检查的内容

(一)首次产前检查(妊娠 6~13^{+6} 周)

1. 健康教育及指导

(1)流产的认识和预防。

(2)营养和生活方式的指导(卫生、性生活、运动锻炼、旅行和工作)。根据孕前 BMI,提出妊娠期体重增加建议,详见表 6-5。

表 6-5　妊娠期体重增加范围的建议

孕前体重分类	BMI/(kg/m^2)	妊娠期体重增加范围 /kg
低体重	<18.5	11.0~16.0
正常体重	18.5~<24.0	8.0~14.0
超重	24.0~<28.0	7.0~11.0
肥胖	≥28.0	5.0~9.0

（3）继续补充叶酸 0.4~0.8mg/d 至妊娠 3 个月,有条件者可继续服用含叶酸的复合维生素。

（4）避免接触有毒有害物质(如放射线、高温、铅、汞、苯、砷和农药等),避免密切接触宠物。

（5）慎用药物,避免使用可能影响胎儿正常发育的药物。

（6）改变不良的生活习惯(如吸烟、酗酒、吸毒等)及生活方式,避免高强度的工作、高噪声环境和家庭暴力。

（7）保持心理健康,解除精神压力,预防妊娠期及产后心理问题的发生。

2. 常规保健

（1）建立孕期保健手册。

（2）仔细询问月经情况,确定孕周,推算预产期。

（3）评估孕期高危因素:孕产史(特别是不良孕产史如流产、早产、死胎、死产史),生殖道手术史,有无胎儿畸形或幼儿智力低下,孕前准备情况,孕妇及配偶的家族史和遗传病史。注意有无妊娠合并症,如高血压、心脏病、糖尿病、肝肾疾病、系统性红斑狼疮、血液病、神经和精神疾病等,及时请相关学科会诊,不宜继续妊娠者应告知并及时终止妊娠;高危妊娠继续妊娠者,评估是否转诊。注意本次妊娠有无阴道出血,有无可能致畸的因素。

（4）全面体格检查:包括心肺听诊,测量血压、体重,计算 BMI;常规妇科检查(孕前 3 个月未查者);胎心率测定(多普勒听诊,妊娠 12 周左右)。

（二）妊娠 14~19 周产前检查

1. 健康教育及指导

（1）认识和预防流产。

（2）普及妊娠生理知识。

（3）指导营养和生活方式。

（4）告知妊娠中期胎儿染色体非整倍体异常筛查的意义。

（5）非贫血孕妇，如血清铁蛋白 <30μg/L，应补充元素铁 60mg/d；诊断明确的缺铁性贫血孕妇，应补充元素铁 100~200mg/d，具体参考中华医学会围产医学分会发布的《妊娠期铁缺乏和缺铁性贫血诊治指南》。

（6）开始常规补充钙剂 0.6~1.5g/d。

2. 常规保健

（1）分析首次产前检查的结果。

（2）询问阴道出血、饮食和运动情况。

（3）进行体格检查，包括测量血压、体重，评估孕妇体重增加是否合理，测定腹围、子宫底高度、胎心率。

（三）妊娠 20~24 周产前检查

1. 健康教育及指导　早产的认识和预防、营养和生活方式的指导、胎儿系统超声筛查的意义。

2. 常规保健

（1）询问胎动、阴道出血、饮食和运动情况。

（2）体格检查同妊娠 14~19 周产前检查。

（四）妊娠 25~28 周产前检查

1. 健康教育及指导　早产的认识和预防、妊娠糖尿病筛查的意义。

2. 常规保健

（1）询问胎动、阴道出血、宫缩、饮食、运动等情况。

（2）体格检查同妊娠 14~19 周产前检查。

（五）妊娠 29~32 周产前检查

1. 健康教育及指导　分娩方式指导、开始注意胎动或计数胎动、母乳喂养指导、新生儿护理指导等。

2. 常规保健

（1）询问胎动、阴道出血、宫缩、饮食和运动情况。

（2）体格检查同妊娠 14~19 周产前检查、胎位检查。

（六）妊娠 33~36 周产前检查

1. 健康教育及指导 分娩前生活方式的指导、分娩相关知识（临产的症状、分娩方式指导、分娩镇痛）普及、新生儿疾病筛查、抑郁症的预防。

2. 常规保健

（1）询问胎动、阴道出血、宫缩、皮肤瘙痒、饮食、运动、分娩前准备情况。

（2）体格检查同妊娠 30~32 周产前检查。

（七）妊娠 37~41 周产前检查

1. 健康教育及指导

（1）普及分娩相关知识（临产的症状、分娩方式指导、分娩镇痛等）。

（2）新生儿免疫接种指导。

（3）产褥期指导。

（4）胎儿宫内情况的监护。

（5）指导妊娠≥41 周者住院并引产。

2. 常规保健内容

（1）询问胎动、宫缩、见红情况等。

（2）体格检查同妊娠 30~32 周产前检查。

六、高龄孕妇的孕期保健

1. 仔细询问孕前病史，重点询问是否患有糖尿病、高血压、肥胖、肾脏及心脏疾病等，询问既往生育史；本次妊娠是否为辅助生殖治疗受孕；两次妊娠的间隔时间；明确并记录高危因素。

2. 评估并告知高龄孕妇的妊娠风险,包括流产、胎儿染色体异常、胎儿畸形、妊娠期高血压疾病、GDM、胎儿生长受限、早产和死胎等。

3. 指导孕妇规范补充叶酸或含叶酸的复合维生素;及时规范补充钙剂和铁剂,根据情况可考虑适当增加剂量。

4. 高龄孕妇是产前筛查和产前诊断的重点人群。重点检查项目如下。

（1）妊娠 11~13^{+6} 周应行早孕期超声筛查:胎儿颈后透明层厚度、有无鼻骨缺如、神经管缺陷等。

（2）预产期年龄在 35~39 岁而且单纯年龄为高危因素,签署知情同意书可先行无创产前筛查（noninvasive prenatal testing, NIPT）,进行胎儿染色体非整倍体异常的筛查;预产期年龄≥40 岁的孕妇,建议行绒毛穿刺取样术或羊膜腔穿刺术,进行胎儿染色体核型分析和 / 或染色体微阵列分析。

（3）妊娠 20~24 周时行胎儿系统超声筛查和子宫颈长度测量。

（4）重视 GDM 筛查、妊娠期高血压疾病和胎儿生长受限的诊断。

5. 对于年龄≥40 岁的孕妇,应加强胎儿监护,妊娠 40 周前适时终止妊娠。

七、妊娠期饮食指导

妊娠期胎儿的生长发育、母体乳腺和子宫等生殖器官的发育以及为分娩后的乳汁分泌进行必要的营养储备,都需要额外的营养。因此,护士应在孕妇的孕前饮食结构和摄入量的基础上,根据胎儿生长速率及母体生理和代谢的变化进行适当的调整,为孕妇制定合适的饮食方案。

1. 妊娠早期　妊娠早期胎儿生长发育速度相对缓慢,所需营养与孕前无太大差别,但应增加叶酸的摄入。叶酸在体内参与氨基酸和核酸的代谢,可促进细胞增殖、生长分化和机体发育,促进铁的吸收。整个妊娠期孕妇应口服叶酸补充剂400μg/d,每天摄入绿叶蔬菜。另外还可通过摄入叶酸含量高的食物补充叶酸,富含叶酸的食物有动物肝脏、蛋类、豆类、酵母、绿叶蔬菜、水果及坚果类。每天保证摄入 400g 各种蔬菜(表6-6),且其中 1/2 以上为新鲜绿叶蔬菜,可提供叶酸约200μg 膳食叶酸当量(dietary folate equivalence, DFE)。

表 6-6　提供 200μg DFE 的蔬菜类食物

食物名称	重量 /g	膳食叶酸当量 /μg
例 1		
小白菜	100	57
甘蓝	100	113
茄子	100	10
四季豆	100	28
合计	400	208
例 2		
韭菜	100	61
油菜	100	104
辣椒	100	37
丝瓜	100	22
合计	400	224

2. 妊娠中晚期 妊娠中期开始,胎儿生长发育逐渐加速,母体生殖器官的发育也相应加快,对营养的需要增加,应合理增加食物的摄入量。可适量增加奶、鱼、禽、蛋和瘦肉的摄入。此外,随着妊娠的进展,孕妇的血容量和红细胞数量逐渐增加,胎儿、胎盘组织的生长均需额外增加铁的摄入,整个妊娠期额外需要铁 400~800mg,妊娠中晚期更应增加铁的摄入,避免出现缺铁性贫血,导致不良的妊娠结局。动物血、肝脏及红肉(牛肉、羊肉)中的含铁量较高,可适当增加上述食物以满足妊娠期对铁的额外需要。但应注意肥胖、胆固醇高的孕妇要避免摄入动物内脏。

孕吐较严重者可少量多餐,保证碳水化合物和水分的摄入。进食少或孕吐严重者应及时就医,尽快治疗,避免对胎儿产生影响。

八、妊娠期运动指导

妊娠使女性机体发生解剖学和生理学的变化,如腰椎前凸、关节负担加重、血容量增加、外周循环阻力降低、肺储备能力下降等。妊娠期运动可通过加强机体肌肉力量缓解疼痛、减轻关节水肿,增强孕妇产程和分娩的体力,促进分娩,还可改善孕妇的情绪,防止孕妇妊娠期体重过度增长,减少胰岛素抵抗,预防妊娠糖尿病等妊娠期并发症,从而改善母儿预后。通过专业人士的指导,在妊娠期开展运动已被证实可行、安全。建议所有孕妇在妊娠期间有规律地开展运动,每周进行 5 天、每次持续 30 分钟的中等强度运动。护士应向患者讲述妊娠期进行规律运动的益处及注意事项。同时应全面评估其有无运动禁忌证,如严重心脏或呼吸系统疾病,重度子痫前期 - 子痫,未控制的高血压、甲状腺疾病、1 型糖尿病,宫颈机能不全,持续阴道出血,先兆早产,前置胎盘,胎膜早破,重度贫血,胎儿生长受限,多胎妊娠(三胎及以上)等。若存在以上情况,除日常活动外不建议进行规律的运动,具体运动方案(如孕产瑜伽)的制定应寻求专业人士帮助。孕前处于肥胖状态的孕妇应尽早开始运动,并应从低强度、短持续时间开始,循序渐进。

孕妇在运动过程中要注意自身安全,若出现阴道出血、规律并有痛觉的宫缩、头晕、头痛等情况,应立即停止运动并及时就医。同时,在运动过程中应保持充足的水分供给,穿宽松的衣服,并避免在高温和高湿度环境中运动。

九、妊娠期体重管理

妊娠妇女应增加营养的摄入,但有些孕妇往往不能很好地执行医嘱,出现摄入量超标或者不足,导致妊娠期的体重过度增加或体重下降,出现合并症,如糖尿病、高血压等,这都会影响母儿的预后,分娩巨大儿的风险也增加。因此,妊娠期间的体重管理尤其重要,尤其对于本身有妇科内分泌疾病的患者。护士应根据孕妇的孕前体重指数、体脂率、肌肉量和饮食摄入量等,综合考虑为其制定合适的运动处方以及设定体重管理的目标,并要求孕妇每月复诊,动态观察其体重变化情况和动态调整管理方案。

护士应根据不同孕期、不同情况定期追踪孕妇的妊娠情况,包括产检情况、妊娠期的体重变化、代谢和营养状况,并做好记录。若孕妇出现妊娠期合并症,如妊娠糖尿病、妊娠期高血压疾病、妊娠期甲状腺疾病等情况,视为高危妊娠孕妇,应及时转介相关专科门诊进行专业的评估和管理。

(邓美莲　邓燕红　谭建梨)

第五节 更年期患者随访要点

随着社会的发展进步、物质条件的日益改善,女性寿命逐渐延长,更年期妇女群体数量将越来越庞大。世界卫生组织预测,2030 年全球将有 12 亿以上的更年期女性,而我国该人数将高达 2.1 亿。如何让更年期女性保持健康,提高其生活质量,成为全世界关注的热门课题。

当女性进入更年期,卵巢功能开始衰退,诱发性激素水平发生改变,中枢神经递质紊乱,最终引起其心理和生理功能失调,对身体健康产生不利影响。在绝经前后,由于雌激素的下降,出现一系列的相关症状统称为绝经综合征,如月经紊乱、潮热出汗、睡眠障碍、情绪变化及全身肌肉关节痛等;而长期缺乏雌激素可增加代谢性疾病的风险,包括钙代谢及糖、脂代谢异常,如骨质疏松症和心脑血管疾病等,因此,做好更年期妇女的健康管理尤为重要,可以有效地促进其身心健康,延缓老年性疾病的发生,为老年期的身体健康打下基础。

一、定义

2011 年发表的"生殖衰老研讨会分期 +10"(stages of reproductive aging workshop +10, STRAW +10)即 STRAW+10 分期,是目前公认的"生殖衰老分期"金标准(图 6-1)。该标准将女性生殖衰老过程分为生育期、绝经过渡期和绝经后期 3 个阶段,进一步细分为 10 个亚阶段。STRAW+10 分期的主要标准是月经周期长度改变。

分期	初潮 −5	−4	−3b	−3a	−2	−1	最终月经（0） +1a	+1b	+1c	+2
术语	早期	峰期	晚期		早期	晚期	早期			晚期
	生育期				绝经过渡期		绝经后期			
						围绝经期				
持续时间	可变				可变	1~3年	2年（1年+1年）		3~6年	余生
主要标准										
月经周期	可变到规律	规律	规律	经量、周期、长度轻微变化	邻近周期长度变异≥7d，10个月经周期内重复出现	月经周期长度≥60d				
支持标准										
内分泌 FSH			正常	可变①	↑可变	↑≥25IU/L②	↑可变		稳定	
AMH			低	低	低	低	低		极低	
抑制素B			低	低	低	低	低		极低	
窦卵泡数			少	少	少	少	极少		极少	
描述性特征										
症状						血管舒缩症状	血管舒缩症状		泌尿生殖道萎缩症状	

图6-1　STRAW+10 分期

①在月经周期第2~5天取血检测；②依据目前采用的国际垂体激素标准的大致预期水平，↑表示升高。

以下是临床工作中常见的分期及其相关定义。

1. 绝经（menopause） 指月经的永久性停止。40 岁以上的女性停经 12 个月，排除妊娠及其他可能导致闭经的疾病后，即可临床诊断为绝经。绝经其实是卵巢功能的衰竭，单纯子宫切除的女性，虽然不再有月经来潮，但是卵巢功能未衰竭，则不属于绝经的范畴。

2. 绝经过渡期（menopausal transition period） 指从绝经前生育期走向绝经的一段过渡时期，是从临床特征、内分泌学及生物学上开始出现绝经趋势的迹象直至最后一次月经的时期。进入"绝经过渡期早期"的标志是月经周期长短不一（即月经紊乱），10 次月经周期中有 2 次或以上发生邻近月经周期改变≥7 天。"绝经过渡期晚期"的标志是月经周期≥60天，且卵泡刺激素（FSH）≥25U/L。绝经过渡期出现血管舒缩症状比较常见。

3. 绝经后期（postmenopausal period） 指从绝经后一直到生命终止的这段时期，分为早期和晚期。绝经后期早期：绝经后的 1~2 年，激素水平波动较大，部分患者血管舒缩症状仍比较明显，绝经后 3~6 年逐渐稳定。绝经后期晚期：此时女性健康问题更多体现在各种组织器官退行性改变导致的各种疾病，包括骨质疏松症、心脑血管疾病、认知功能障碍等。

4. 围绝经期（perimenopausal period） 指妇女绝经前后的一段时期，包括从接近绝经出现与绝经有关的内分泌学、生物学和临床特征起至最后一次月经的后 1 年。围绝经期包括绝经过渡期和绝经后 1 年。

5. 更年期（climacteric period） 是 1994 年世界卫生

组织提出的概念,指女性生殖期到老年期这一阶段的过渡时期,这一概念在新的绝经管理指南中已经不再使用,但由于其通俗易懂,在临床工作中仍然沿用,因此,在本文中依旧采用"更年期"这一概念来表述从绝经过渡期到绝经后期。

二、更年期的治疗和管理措施

绝经激素治疗、非激素治疗和健康生活方式是更年期女性的三大治疗和管理措施。目前绝经激素治疗是公认的缓解绝经相关症状最有效的方法,部分存在治疗禁忌或者顾虑较大不愿使用激素类药物的患者可选择非激素治疗。

(一)绝经激素治疗(menopausal hormone therapy,MHT)

针对雌激素降低引发的一系列症状,可应用 MHT 进行激素补充,以缓解性激素不足带来的健康问题。应用 MHT 属于医疗措施,需在医院实施。

1. 适合 MHT 的临床症状或疾病　主要相关症状或疾病包括:①月经紊乱、各种原因导致的闭经;②血管舒缩症状,如无规律的潮热、出汗;③泌尿生殖道萎缩问题,如老年性阴道炎 / 尿道炎,阴道干燥、疼痛,尿痛,尿频,性功能障碍 / 性欲减低等,可持续或反复发作;④骨关节肌肉症状,如疼痛、抽筋、关节晨僵、骨质疏松 / 骨折;⑤自主神经失调,睡眠障碍如入睡困难、早醒、心悸、头痛、容易疲劳、注意力不集中等;⑥精神神经症状,如轻中度的抑郁、悲伤、易怒、自我否定、多疑等;⑦其他绝经相关症状,如皮肤干燥、心脏症状等。在不同时期,症状具有阶段性特征,如潮热出汗最常见于绝经过渡期的晚期和绝经后期的早期,而绝经生殖泌尿综合征则在绝经后期发生率升高。

2. MHT 的禁用及慎用情况　禁用情况:①已知或怀疑妊娠;②原因不明的阴道出血;③已知或可疑患乳腺癌;④已知或可疑患性激素依赖性恶性肿瘤;⑤最近 6 个月内患活动性静脉或动脉血栓栓塞性疾病;⑥严重肝肾功能不全。慎用情况:①患有子宫肌瘤;②子宫内膜异位症;③子宫内膜增生症;④血栓形成倾向;⑤胆囊疾病;⑥系统性红斑狼疮;⑦乳腺良性疾病及乳腺癌家族史;⑧癫痫、偏头痛、哮喘;⑨血卟啉症、耳硬化症;⑩脑膜瘤(禁用孕激素),以上情况均需评估利弊后谨慎使用,并且在治疗前和治疗中均应在专业医生的指导和严格监测下实施,具体可参照《中国绝经管理与绝经激素治疗指南 2023 版》。

3. MHT 的用药原则　使用 MHT 应在有适应证、无禁忌证,且绝经过渡期和绝经后期本人有通过 MHT 提高生命质量主观意愿的前提下尽早开始。绝经过渡期和绝经后期早期女性与老年女性使用 MHT 的风险和获益不同,对年龄 <60 岁或绝经 10 年内无禁忌证的女性,MHT 用于缓解血管舒缩症状、减缓骨质丢失和预防骨折的风险比最高。治疗应采用个体化方案,根据症状、患者要求解决的核心临床问题,结合患者具体的检查结果、个人史、家族史等综合因素,评估并拟定治疗方案,包括激素的种类、剂量、用药途径和使用时间等(图 6-2)。

(1)子宫完整的患者:在绝经过渡期如果仅有月经失调,可单纯用孕激素;合并绝经相关症状影响生活工作者,可考虑雌孕激素序贯方案;绝经后期如希望人工来月经可以采用

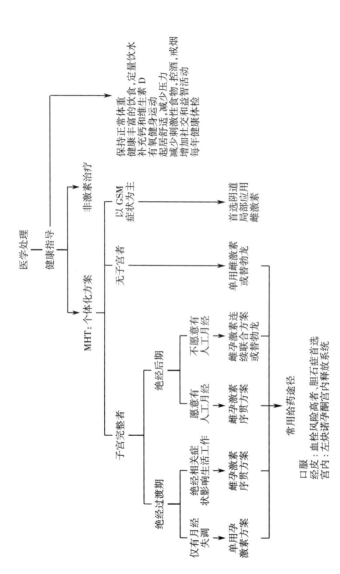

图 6-2 MHT 方案的选择策略

MHT 为绝经激素治疗；GSM 为绝经生殖泌尿综合征。

187

雌孕激素序贯方案;不愿意来月经的患者可以采用雌孕激素连续联合或替勃龙方案。

（2）无子宫患者:可单用雌激素或替勃龙。

（3）仅有泌尿生殖道症状:首选阴道局部用雌激素。

（二）非激素治疗

对于有 MHT 禁忌证和对 MHT 有顾虑、不愿意使用者,可采用非 MHT 治疗,必要时可以选择抗抑郁药物、某些中成药、植物药等。

1. 现代植物药　植物药是经过物理、化学提取分离过程,定向获取和浓集植物中的某一种或多种有效成分的药物。黑升麻提取物可治疗更年期妇女的潮热、出汗等症状。

2. 植物雌激素　主要有来自大豆及其产物的异黄酮、来自大麦和富含油质植物的木脂体、来自一些水果和蔬菜的类黄酮以及来自豆类的胞芽和紫花苜蓿的香豆雌酚类,可轻度缓解有关症状。如有更好的治疗方法,不推荐使用植物雌激素。

3. 中医药治疗　治疗主要以补肾气、调整阴阳为主,对于改善更年期症状也有较好的作用。

4. 抗抑郁药物　抗抑郁药物是更年期抑郁障碍的治疗方法之一。可以使用选择性 5- 羟色胺再摄取抑制药、选择性 5- 羟色胺和去甲肾上腺素双重再摄取抑制药,对更年期抑郁具有良好的疗效和耐受性,同时也能改善更年期血管舒缩症状。

（三）健康生活方式

更年期女性要注重健康生活方式的学习,学会自律。培养规律的作息有助于睡眠质量的提高和精神状态的保持,日常应保证营养均衡、合理的饮食摄入,适当的体育锻炼如瑜伽、抗阻力运动等。适当地做自我心理疏导,经常进行户外活动,多结交朋友,培养新的兴趣爱好,丰富更年期生活,优雅快乐地度过更年期,提高老年期生活质量。

三、随访管理要点

MHT复诊随访流程见图6-3,大致分为以下内容。

(一)随访时间

绝经激素治疗后1、3、6、12个月,各随访1次,以后每年至少进行1次个体化风险与获益的评估,根据评估内容调整用药方案。根据患者具体情况进行个体化调整方案,并再次进行健康生活方式指导。鼓励适宜患者坚持治疗。

(二)随访内容

随访内容包括生活管理、用药管理、体检情况、病程管理、家族史、心理评估和档案管理等内容。

1. 生活管理　绝经女性需要健康的生活管理,包括保持均衡饮食、加强社交活动和适当体育锻炼。《中国居民膳食指南(2022)》推荐多吃蔬果、奶类、全谷物、大豆,适量吃鱼、禽、蛋、瘦肉,控糖(≤25~50g/d)、少油(25~30g/d)、少盐(≤5g/d)、限酒(乙醇量≤15g/d)、戒烟、足量饮水(1 500~1 700ml/d)。每周规律有氧运动3~5次,每周累计150分钟,另加2~3次抗阻运动,以增加肌肉量和肌力。

2. 用药管理　绝经激素治疗患者要了解患者的用药效果,比如潮热、盗汗、尿频、尿急、入睡困难、早醒、阴道干涩、疼痛等症状有无改善,改善程度如何,无效果、效果显著,还是有部分改善。非绝经激素治疗患者也要注意询问上述情况。根据患者的健康需求及用药体验,可以对绝经激素治疗的方

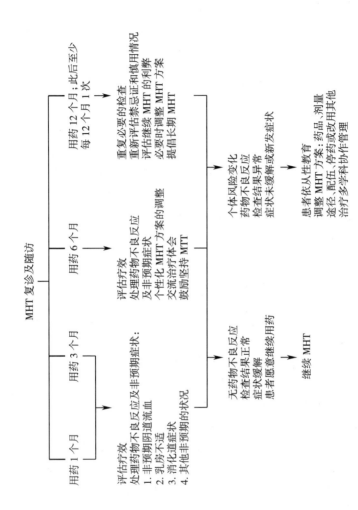

图 6-3 MHT 复诊随访流程图

案、剂量进行调整,或联合中成药、中药治疗。绝经激素治疗过程中出现的副作用有5种。

(1)非预期的出血,需排除漏服药、不规律服药的情况:如果少量阴道流血,偶尔一次,可观察。如果一个月内多次出血,且无规律性,或连续数月反复阴道流血,如果是围绝经期患者首先需要排除妊娠,因为在激素治疗的过程中,部分患者会恢复排卵,增加受孕的可能性。如果未妊娠,也需要及时就诊,必要时需要行超声检查、性激素检查,甚至宫腔镜检查及诊断性刮宫。

(2)乳房胀痛的程度:轻微者可适当按摩、热敷,如疼痛剧烈,影响睡眠,或者触及包块需告知医生,并到乳腺专科就诊。

(3)出现皮疹:注意区分有无变应原、蚊虫叮咬,有无其他药物导致的可能性,必要时停用,进行抗过敏治疗,更换其他药物。

(4)胃肠道反应:发生率较低,可饭后半小时以上口服,调节肠胃,适当饮用酸奶,必要时到专科就诊。

(5)肝功能损伤:发生率较低,注意监测,必要时进行保肝治疗,调整方案。

3. 体检情况 长期用药者建议关注肝肾功能、凝血情况。患者在绝经激素治疗前可能合并子宫肌瘤、子宫腺肌病、附件囊肿、胆囊结石或息肉、血脂异常等,在用药之后需要定期监测,了解有无肿物增大、病情加重可能。必要时需多学科会诊。如用药过程中发生血栓性疾病,须进行多学科会诊,适当进行抗凝治疗,嘱患者到血管专科就诊。

4. 病程管理及家族史 用药之后月经再次来潮,或者用药之后未再出现月经来潮,需要及时登记更新。用药过程中如出现新的病情,比如血栓性事件、恶性肿瘤,必要时需要多学科会诊、停药或更改方案,注意病史及家族史的更新。

5. 心理评估　更年期非常关键的健康教育是心理疏导,注意随访患者的心理状态,治疗前后注意 Kupperman 评分,抑郁、睡眠评估量表的变化,药物治疗后抑郁、焦虑是否有所改善,有无达到预期。尤其是在绝经前就出现抑郁倾向,或既往已诊断的患者,如果抑郁、焦虑程度加重,情绪状态不稳定,务必转诊精神心理科。让更年期患者学会自我接纳,由向外索取陪伴关爱,变成向内寻找自我关怀,了解自己,接纳自己,增强自信心,实现自我认可。

6. 档案管理　建立并长期保存个人档案。档案内容应包括基本信息、月经史、病史收集、女性更年期症状的评估以及相关的实验室和影像学检查等。

（1）基本信息:即患者的一般状况,包括 BMI、体脂率、腰围、腰臀比。更年期妇女正常体重指数应保持在 18.5~23.9kg/m^2。BMI>24kg/m^2 为超重,BMI>28kg/m^2 为肥胖。女性腰围 >80cm、腰臀比 >0.9 为腹型肥胖,是腹部脂肪蓄积的界限。肥胖可引发多种代谢性疾病,增加心脑血管疾病风险。控制摄入量,调整饮食结构,适当运动,对于更年期女性的健康非常重要。

（2）月经史:对于绝经过渡期患者,需询问患者的末次月经、经期持续时间和周期变化、月经量的变化。绝经过渡期常见的月经异常情况:①周期紊乱。绝经过渡期早期可能出现月经提前或推迟,相邻两次月经超过 7 天。绝经过渡晚期月经周期延长超过 60 天甚至更长。②经期血量异常：绝经过渡期卵巢功能减退，会出现无排卵性月经，失去正常规律，可能表现为月经淋漓不尽，或者经量增多，甚至有大出血，导致贫血可能。③时间不稳定：正常月经期为 3~7 天，更年期由于体内雌孕激素水平的变化，子宫内膜会发生不正常脱落，月经期可能会缩短或者延长。

（3）病史收集：询问患者的家族史，尤其是有无乳腺癌家族史、手术史、个人史，目前患有的慢性疾病等。需关注有无 MHT 禁忌证或慎用情况的病史。

（4）女性更年期症状的评估：对更年期症状进行询问和记录，通过广泛性焦虑量表（附录 1 第二节）、患者健康问卷（附录 1 第三节）、匹兹堡睡眠质量指数（附录 1 第四节）、更年期症状 Kupperman 评分（附录 1 第五节）等了解更年期的症状种类、发作次数、严重程度。

（三）相关的实验室和影像学检查

1. 实验室检查　包括性激素、血常规、肝肾功能、生化、血糖、血脂、凝血、甲状腺功能和尿常规等。通过实验室检查监测、了解用药前身体状态和药物治疗后的安全性，指导后续治疗。

2. 宫颈癌筛查　据调查，宫颈癌发病以 40~50 岁人群居多，更年期妇女建议定期做宫颈癌筛查，及时发现和治疗宫颈癌前病变和早期宫颈癌是降低宫颈癌发生率和死亡率的重要措施。

3. 超声检查　包括妇科盆腔、肝胆、乳腺彩超等。盆腔超声筛查子宫附件等，肝胆超声检查是否有肝胆结石、息肉和脂肪肝等，乳腺超声检查能够发现早期乳腺病变。

4. 骨密度检查 妇女从围绝经期开始至绝经后 10 年内,骨代谢处于高转换状态,甲状旁腺激素可刺激骨质吸收,骨吸收大于骨形成,促使骨质丢失而导致骨质疏松。骨密度检查能够指导更年期女性预防或治疗骨质疏松症。

（刘 贞 刘 睿 潘悦健）

制 度 篇

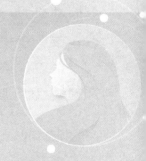

第七章　护理门诊规章制度

第一节　概　　述

一、妇科内分泌护理门诊制度

妇科内分泌护理门诊必须建立出诊职责、出诊人员行为标准、专科技术操作规范、工作流程、转诊制度、健康宣教、统计上报和知情同意等相关制度。

二、妇科内分泌护理门诊工作规章

1. 妇科内分泌护理门诊由专人出诊，负责人应由具有主管护师或以上职称的护士或专科护士承担。

2. 出诊人员遵守医德规范，仪表端庄，衣帽整齐，坚守岗位，佩戴标识。

3. 接诊室内保持清洁卫生，设备仪器摆放整齐。

4. 严格履行岗位职责，认真执行各项技术操作规程。

5. 认真做好妇科内分泌咨询与保健指导工作，为患者提供从青春期至性成熟期连续性的个案管理服务。

6. 准确判断高危因素，积极预防心血管疾病及其他并发症的发生。

7. 完善患者专科资料的收集、整理、建档、分析和上报工作。

（陈丽萍　陈云　邓美莲　张宇宏）

第二节 职 责

一、工作职责

1. 热情接待患者,根据患者主诉重点询问病史,进行必要或重点的体格检查。

2. 根据患者病情需要,确定护理健康指导方案或护理措施,并向患者交代清楚方案或措施中相关的注意事项。

3. 如遇疑难、不能处理的疾病或经两次复诊尚未确定护理方案者,应及时请示上级或邀请相关科室会诊,并尽快制定适当的护理方案或护理措施。

4. 专科护士应密切观察患者的病情变化,防止漏诊、误诊,如有怀疑,应立即与患者的主管医生联系,进一步确定患者病情。

5. 检查患者前后应洗手,发现传染病时应按消毒隔离要求处理,并通知专科病案室进行上报。

6. 特殊检查必须遵循无菌操作原则,严格执行消毒措施。

7. 主动进行计划生育宣传,开展计划生育工作。

二、工作场地

1. 门诊环境要求整洁、宽敞明亮,空气流通;检查区域安全、舒适,私密性好(图7-1、图7-2、图7-3)。

2. 诊室内除配备内、外网电脑,病历柜、扫描仪、打印机、显示屏、呼叫系统和电话等日常设施外,还应配备检查所需各项仪器(电子血压计、体脂测定仪和体温计等)和运动辅具

（瑜伽垫、瑜伽砖、伸展带和弹力圈等）。

　　3. 放置相应的展示柜及展示架,分类摆放宣传资料（图7-4、图7-5）。

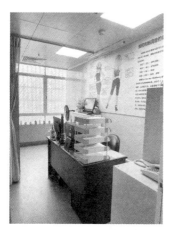

图 7-1　门诊整体布局

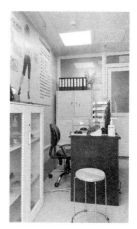

图 7-2　门诊整体布局

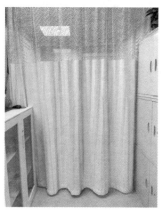

图 7-3　体格检查区

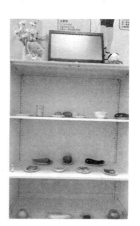

图 7-4　饮食指导区

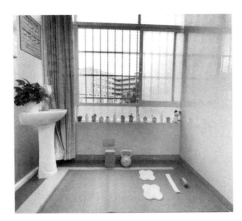

图 7-5　运动指导区

三、工作人员出诊资质

1. 取得中华人民共和国护士执业证书,本科及以上学历,中级及以上职称,10年以上临床专科工作经验,熟练掌握妇科生殖内分泌专科知识和操作技能。

2. 热爱本职工作,认真负责,待人热情,具备较好的语言表达能力,能深入浅出、通俗易懂地进行沟通交流。

3. 具有一定的协调能力,能及时发现并解决患者在诊疗过程中出现的各种问题。

4. 具备发现患者病情变化的能力,及时报告主诊医生并适时转诊。

5. 具有妇科内分泌健康教育、心理咨询、营养咨询、生殖健康咨询、健康管理、瑜伽指导等相关证书。

6. 新上岗人员须完成生殖内分泌、健康管理等专科知识的培训,并能独立完成专科评估及个案指导考核。

四、工作设备

（一）电子血压计

1. 标准操作规程 见图 7-6。

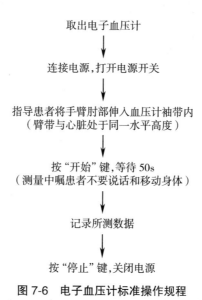

取出电子血压计

↓

连接电源，打开电源开关

↓

指导患者将手臂肘部伸入血压计袖带内
（臂带与心脏处于同一水平高度）

↓

按"开始"键，等待 50s
（测量中嘱患者不要说话和移动身体）

↓

记录所测数据

↓

按"停止"键，关闭电源

图 7-6 电子血压计标准操作规程

2. 注意事项 接触患者前后用快速手消毒液消毒双手。在患者情绪平稳，安静状态下进行监测。每天用 75% 酒精擦拭消毒血压计。

（二）体脂测定仪

1. 信息录入 在电脑界面输入个人信息（ID、性别、出生日期、身高、电话号码）。

2. 测量体重

（1）站在仪器上，在完全测量到体重之前，不要晃动或说话。

（2）称重完毕后,仪器画面上显示测量结果。

（3）确认信息的被输入状态之后,按下"NEXT"或"▶"键则进入下一个项目。

3. 测量体脂

（1）站在脚板上,使脚部正确地接触到电极(图7-7)。

（2）握住电极柄之后,使躯体和双臂之间保持30°的角度(图7-8)。

（3）测定人员按下开始按钮,仪器发出"现在开始测定,请不要晃动或者说话"的提示(图7-9)。

（4）开始测定(图7-10)。

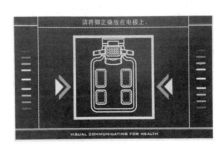

图7-7 将脚正确放在电极上

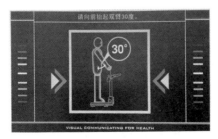

图7-8 躯体和双臂之间保持30°

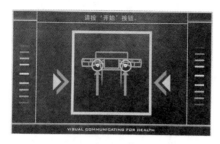

图 7-9　按"开始"按钮

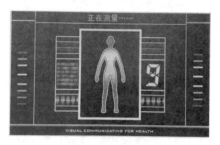

图 7-10　测量中

（5）听到结束音,测量完毕。

4. 注意事项

（1）正确的测量姿势

1）站立的方法：①检查脚板电极或手柄电极是否干净；②使用脚板电极需脱掉袜子或长裤；③将手或脚等接触电极部分的汗或异物擦干净；④站在脚板上时,脚底均匀地接触到上、下脚板电极。

2）握住电极的方法：①擦干手上的汗或异物；②用手握住电极柄,使手掌和手指均接触到两个电极,双臂自然伸直。

3）测定姿势：①正确踏上脚板电极站立之后，准确抓住手柄的电极，双臂与躯体保持30°的角度；②直到测定完毕，不能移动或者说话；③测定当中没有接触到电极则容易停止测定；④在完成测定之前，不要弯下双臂或者晃动，要保持固定姿势。

（2）其他注意事项：①接触患者前后用快速手消毒液消毒双手；②在患者情绪平稳、安静状态下进行监测；③每次使用完毕用75%酒精擦拭消毒脚板电极。

（陈丽萍　陈　云　邓美莲　张宇宏）

第三节　工作流程与内容

一、工作流程

1. 进入叫号系统进行接诊操作。

2. 查询患者的电子病历及检查项目，了解患者的就诊原因及目的。

3. 对于初诊患者，应询问其既往病史，完成妇科内分泌专科检查项目、心身健康评估及体脂测定，填写妇科内分泌体格检查评分报告表，每次复诊按照报告表及体脂测定结果进行针对性的个体化干预（图7-11、图7-12）。

4. 为确诊患者建立妇科内分泌专科管理档案，启动从青春期直至性成熟期的长期管理计划，并持续追踪患者的内分泌管理情况。

5. 预约复诊时间及内容。

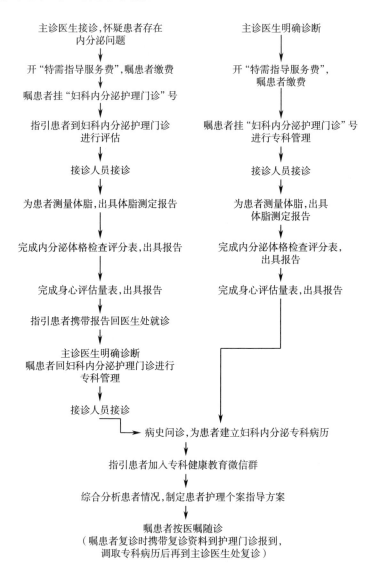

图 7-11　初诊流程图

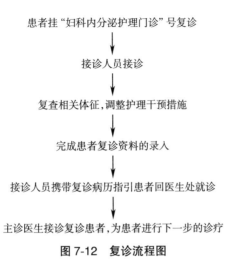

患者挂"妇科内分泌护理门诊"号复诊

↓

接诊人员接诊

↓

复查相关体征,调整护理干预措施

↓

完成患者复诊资料的录入

↓

接诊人员携带复诊病历指引患者回医生处就诊

↓

主诊医生接诊复诊患者,为患者进行下一步的诊疗

图 7-12　复诊流程图

二、工作内容

不同就诊需求患者的相关知识指导参照 PCOS 管理图（图 7-13）。

（一）无生育需求的患者

1. 临床高雄激素血症、贫血貌等体征对身体改变及不适的应对方案。

2. 健康生活方式及不良习惯的改进。

3. 饮食及运动对身体的影响及改变。

4. 调经药物管理的重要性。

（二）有生育要求的患者

1. 促排卵药物管理的重要性。

2. 妊娠周期的阶段性管理（妊娠早期、妊娠中期、妊娠晚期、分娩及产褥期）。

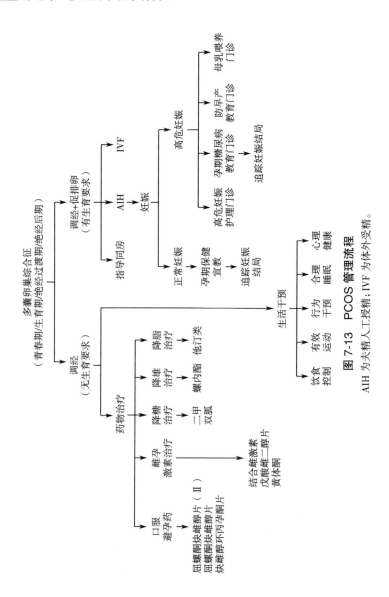

图 7-13　PCOS 管理流程

AIH 为夫精人工授精；IVF 为体外受精。

3. 高危妊娠情况的判断及转诊管理。

4. 分娩后的追踪随访。

（陈丽萍　陈　云　邓美莲　张宇宏）

第四节　转诊制度

一、目的

为规范患者的诊疗流程,保障患者的就医安全,提供全程、优质的护理服务,制定本制度。

二、转诊标准

1. 内分泌专科　评估、个案干预期间确诊糖尿病、高血压和代谢综合征的患者应立即转介内分泌专科。

2. 心理专科　焦虑、抑郁、睡眠评估问卷分值≥10分或临床表现严重,不能自行缓解或已采取干预措施后仍不能缓解者,转介心理专科进行专科评估。

3. 体重管理专科　24kg/m² ≤BMI<28kg/m²,经生活干预1~3个月,体重无明显变化且无法继续执行生活干预者;BMI ≥28kg/m²,不能有效执行生活干预方案者,应转介营养专科进行减重干预。

4. 高危妊娠护理门诊　妊娠后出现高危情况(高血压、双胎妊娠、甲亢和贫血等),应转介高危妊娠护理门诊进行专科护理干预。

5. 孕期糖尿病教育门诊　妊娠后出现 GDM,应转介孕期糖尿病教育门诊进行专科护理干预。

6. 防早产教育门诊　妊娠后出现宫颈机能不全,有早产风险者应转介防早产教育门诊进行专科护理干预。

7. **母乳喂养门诊**　产后出现哺乳问题,短期指导无效,应转介母乳喂养门诊进行专科护理干预。

(陈丽萍　陈　云　邓美莲　张宇宏)

第五节　门诊质量评价指标

一、诊室环境

1. 诊室环境整洁、安静、空气流通,物品摆放整齐。
2. 检查区域安全,私密性好。
3. 相关器械定期质检、消毒,正常使用。
4. 洗手池清洁,有洗手方法说明。
5. 定期进行紫外线消毒,治疗仪器无污垢。

二、安全检查

1. 有专科病历管理制度。
2. 操作中严格执行查对制度。
3. 专科护士持证上岗,操作前后手消毒。
4. 定期质控出诊质量。

三、专科质量评价

1. 通过健康宣教,知道疾病的危害。
2. 通过健康宣教,知道妇科内分泌疾病需要长期的生活管理(包括健康的饮食和生活方式、合理的运动、充足的睡眠和良好的心态)。
3. 通过健康宣教及个案干预,能较好地执行药物管理

（不随意停药、漏药、换药）。

4. 通过健康宣教及个案干预，能较好地控制饮食（减脂／增肌饮食）。

5. 通过健康宣教及个案干预，能较好地执行运动方案（有氧／无氧运动），达到运动目标。

6. 通过健康宣教及个案干预，能安排合理的睡眠（早睡早起）。

7. 通过健康宣教及个案干预，能缓解心理压力（焦虑／抑郁症状缓解）。

8. 通过健康宣教及个案干预，能较好地坚持健康行为（戒烟、戒酒、戒久坐）。

9. 通过健康宣教及个案干预，临床症状（多毛、痤疮、脱发、黑棘皮症等）得到改善。

10. 通过健康宣教及个案干预，生化指标（胰岛素、血糖、血脂、激素）及其他相关评估指标（脂肪率、腰臀比、内脏脂肪水平、肌肉量等）达到正常标准。

11. 通过健康宣教及个案干预，提高妊娠率。

12. 通过健康宣教及个案干预，减少或降低妊娠相关并发症的发生风险及严重程度。

13. 通过健康宣教及个案干预，能较好地执行坚持长期治疗计划（药物管理、生活干预）及配合随访。

14. 通过健康宣教及个案干预，对护理的满意度有所提高。

15. 通过健康宣教及个案干预，复诊率有所提高。

（陈丽萍　陈云　邓美莲　张宇宏）

附录 1 评估工具

第一节 妇科内分泌专科评估报告表

一、多毛 m-FG 评分

见附图 1-1。

1. 9 部位有无脱毛处理：无 / 有（部位① ② ③ ④ ⑤ ⑥ ⑦ ⑧ ⑨ ）于_____做过_____脱毛处理。

2. 乳晕有 / 无粗毛；脐部周围有 / 无粗毛（有则高度怀疑多毛症 ）。

二、痤疮评分

1. 轻度（Ⅰ级） 仅有粉刺。 （ ）
2. 中度（Ⅱ级） 有炎性丘疹。 （ ）
3. 中度（Ⅲ级） 出现脓疱。 （ ）
4. 重度（Ⅳ级） 有结节、囊肿。 （ ）

三、黑棘皮症评分

1. 无黑棘皮症。 （ ）
2. 颈部和腋窝有细小疣状斑块,伴 / 不伴有受累皮肤色素沉着。 （ ）

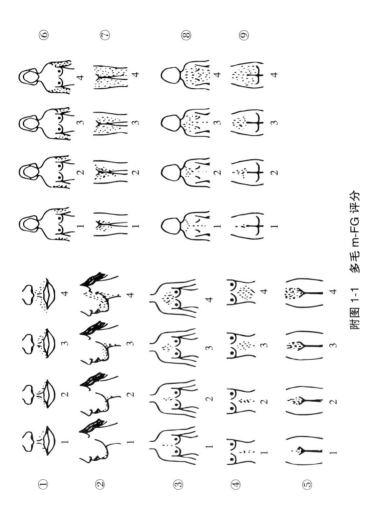

附图 1-1 多毛 m-FG 评分

3. 颈部和腋窝有粗糙疣状斑块,伴 / 不伴有受累皮肤色素沉着。　　　　　　　　　　　　　　　（　　）

4. 颈部和腋窝及躯干有粗糙的疣状斑块,伴 / 不伴有受累皮肤色素沉着。　　　　　　　　　　　（　　）

雄激素性脱发:有(Ⅰ度　Ⅱ度　Ⅲ度)无。

其他:溢乳　有(左侧　右侧)无;满月脸　有 / 无;贫血貌　有 / 无。

检查人:　　　　　　检查时间:　　年　　月　　日

四、阴毛生长的 Tanner 分期

1. Ⅰ期　青春期前,无阴毛。　　　　　　　　　（　　）
2. Ⅱ期　阴唇部长出稀疏细长的浅黑色毛,直或稍弯曲。　　　　　　　　　　　　　　　　　（　　）
3. Ⅲ期　阴毛变粗而卷曲,毛色加深,但稀少,长于阴阜处。　　　　　　　　　　　　　　　　（　　）
4. Ⅳ期　阴毛分布成为倒三角形,但分布范围较成人小,未达大腿内侧皮肤。　　　　　　　　　（　　）
5. Ⅴ期　阴毛达成人女性的量和分布面积,成为明显的以耻骨上为底的倒三角形,向下扩展到大腿内侧皮肤。　　　　　　　　　　　　　　　　　　　　（　　）

五、乳房生长的 Tanner 分期

1. Ⅰ期　幼女型,仅乳头突出。　　　　　　　　（　　）
2. Ⅱ期　乳芽期,乳晕增大着色,乳晕和乳头微隆起,乳核直径不超过乳晕。　　　　　　　　　（　　）
3. Ⅲ期　乳房和乳晕进一步增大,乳房大小超过乳晕,两者融合突起。　　　　　　　　　　　　（　　）

4. Ⅳ期　乳晕和乳头突出于乳房之上,形成第二个隆起。（　　）

5. Ⅴ期　成熟期,乳头突起,乳晕回缩,乳晕和乳房又连成一个半球形的大隆起。（　　）

六、乳头内陷分期

1. Ⅰ度(轻度)　乳头部分内陷,可以被轻易挤出,且正常凸出,乳头下组织纤维化程度很轻。（　　）

2. Ⅱ度(中度)　乳头全部凹陷,可以被挤出,凸出部分较正常小,且乳头下组织纤维化程度较重。（　　）

3. Ⅲ度(重度)　乳头完全凹陷,无法挤出,且乳头下组织纤维化程度严重。（　　）

检查人：　　　　　　检查时间：　　年　　月　　日

（张宇宏）

第二节　广泛性焦虑量表(GAD-7)

最近两周,下列问题对你有多大困扰?

1. 感觉紧张、焦虑或急切。

A 完全没有　　B 好几天　　C 超过 1 周　　D 几乎每天

2. 不能够停止或控制担忧。

A 完全没有　　B 好几天　　C 超过 1 周　　D 几乎每天

3. 对各种各样的事情担忧过多。

A 完全没有　　B 好几天　　C 超过 1 周　　D 几乎每天

4. 很难放松下来。

A 完全没有　　B 好几天　　C 超过 1 周　　D 几乎每天

5. 由于不安而无法静坐。

A 完全没有　　　B 好几天　　　C 超过 1 周　　　D 几乎每天

6. 变得容易烦恼或急躁。

A 完全没有　　　B 好几天　　　C 超过 1 周　　　D 几乎每天

7. 感到似乎将有可怕的事情发生而害怕。

A 完全没有　　　B 好几天　　　C 超过 1 周　　　D 几乎每天

第三节　患者健康问卷(PHQ-9)

最近两周,下列问题对你有多大困扰?

1. 做事时提不起劲或只有少许乐趣。

A 完全没有　　　B 好几天　　　C 超过 1 周　　　D 几乎每天

2. 感到心情低落、沮丧或绝望。

A 完全没有　　　B 好几天　　　C 超过 1 周　　　D 几乎每天

3. 入睡困难、很难熟睡或睡太多。

A 完全没有　　　B 好几天　　　C 超过 1 周　　　D 几乎每天

4. 感觉疲倦或无精打采。

A 完全没有　　　B 好几天　　　C 超过 1 周　　　D 几乎每天

5. 胃口不好或吃太多。

A 完全没有　　　B 好几天　　　C 超过 1 周　　　D 几乎每天

6. 觉得最近很糟或觉得自己很失败,或让自己和家人失望。

A 完全没有　　　B 好几天　　　C 超过 1 周　　　D 几乎每天

7. 很难集中精神做事,如看报纸或看电视。

A 完全没有　　　B 好几天　　　C 超过 1 周　　　D 几乎每天

8. 动作或说话语速缓慢到别人可察觉到的程度,或正好相反,烦躁或坐立不安、动来动去的情况远比平时多。

A 完全没有　　　B 好几天　　　C 超过 1 周　　　D 几乎每天

9. 有不如死掉或用某种方式伤害自己的念头。

A 完全没有　　B 好几天　　C 超过 1 周　　D 几乎每天

第四节　匹兹堡睡眠质量指数（PSQI）

下面一些问题与您最近 1 个月的睡眠情况有关，请选择或填写最符合您近 1 个月实际情况的答案。

1. 近 1 个月，晚上上床睡觉通常是 ____ 点钟。

2. 近 1 个月，从上床到入睡通常需要 ____ 分钟。

3. 近 1 个月，通常早上 ____ 点起床。

4. 近 1 个月，每夜通常实际睡眠 ____ 小时（不等于卧床时间）。

对下列问题，请选择 1 个最适合您的答案。

5. 近 1 个月，因下列情况影响睡眠而烦恼：

（1）入睡困难（30 分钟内不能入睡）

□无　　　　　　　　□<1 次 / 周

□1~2 次 / 周　　　　□≥3 次 / 周

（2）夜间易醒或早醒

□无　　　　　　　　□<1 次 / 周

□1~2 次 / 周　　　　□≥3 次 / 周

（3）夜间去厕所

□无　　　　　　　　□<1 次 / 周

□1~2 次 / 周　　　　□≥3 次 / 周

（4）呼吸不畅

□无　　　　　　　　□<1 次 / 周

□1~2 次 / 周　　　　□≥3 次 / 周

（5）咳嗽或鼾声高

□无　　　　　　　　□<1 次 / 周

☐1~2 次 / 周　　　　☐≥3 次 / 周

（6）感觉冷

☐无　　　　☐<1 次 / 周

☐1~2 次 / 周　　　　☐≥3 次 / 周

（7）感觉热

☐无　　　　☐<1 次 / 周

☐1~2 次 / 周　　　　☐≥3 次 / 周

（8）做噩梦

☐无　　　　☐<1 次 / 周

☐1~2 次 / 周　　　　☐≥3 次 / 周

（9）疼痛不适

☐无　　　　☐<1 次 / 周

☐1~2 次 / 周　　　　☐≥3 次 / 周

（10）其他影响睡眠的事情（如有，请说明）

☐无　　　　☐<1 次 / 周

☐1~2 次 / 周　　　　☐≥3 次 / 周

6. 近 1 个月，总的来说，您认为自己的睡眠质量

☐很好　　　　☐较好

☐较差　　　　☐很差

7. 近 1 个月，您用药物催眠的情况

☐无　　　　☐<1 次 / 周

☐1~2 次 / 周　　　　☐≥3 次 / 周

8. 近 1 个月，您常感到困倦吗？

☐无　　　　☐<1 次 / 周

☐1~2 次 / 周　　　　☐≥3 次 / 周

9. 近 1 个月，您做事情的精力不足吗？

☐没有　　　　☐偶尔有

☐有时有　　　　☐经常

第五节 Kupperman 评分

Kupperman 评分见附表 1-1。

附表 1-1 Kupperman 评分

通常 Kupperman 评分中任何一项达到 2 分,即影响到患者的生活质量,症状严重

症状	基本分	评分程度			症状得分
		0 分	1 分	2 分	3 分	
潮热及出汗	4	无	<3 次 /d	3~9 次 /d	>10 次 /d	
感觉障碍	2	无	与天气有关	平常有冷、热、痛、麻木	冷、热、痛感丧失	
失眠	2	无	偶尔	经常,服安眠药有效	影响工作生活	
易激动	2	无	偶尔	经常,能克制	经常,不能克制	
抑郁或疑心	1	无	偶尔	经常,能控制	经常,不能控制	
眩晕	1	无	偶尔	经常,不影响生活	影响日常生活	

续表

症状	基本分	评分程度			症状得分
		0 分	1 分	2 分	3 分	
疲乏	1	无	偶尔	上 4 楼困难	日常活动受限	
骨关节痛	1	无	偶尔	经常,不影响功能	功能障碍	
头痛	1	无	偶尔	经常,能忍受	需治疗	
心悸	1	无	偶尔	经常,不影响生活	需治疗	
皮肤蚁走感	1	无	偶尔	经常,能忍受	需治疗	
泌尿系感染	2	无	偶尔	>3 次 / 年,能自愈	>3 次 / 月,需服药	
性生活状况	2	正常	性欲下降	性交痛	性欲丧失	
总分						
程度评价	正常 轻度 中度 重度					

症状得分 = 症状基本分 × 评分程度,总分为各症状得分之和。

总分:>30 分为重度,16~30 分为中度,6~15 分为轻度,<6 分为正常

第六节　妇科内分泌疾病辅助运动治疗健康评估问卷调查表

姓名：＿＿＿＿＿＿　　年龄：＿＿＿＿＿＿　　身高：＿＿＿＿＿＿

体重：＿＿＿＿＿＿　　电话：＿＿＿＿＿＿

健康状况

1. 您是否吸烟？　是□　否□　香烟（根/d）：1~10□ 11~30□　30 以上□

2. 您是否喝酒？　否□　每天喝□　偶尔应酬□　大量饮酒□　类型＿＿＿＿＿＿＿＿＿＿＿＿＿

3. 您是否有病理状况？

无□　糖尿病□　颈椎病□　骨关节疾病□　冠心病□ 坐骨神经病□

肝脏疾病□　哮喘□　怀孕□　疝气□　高血压□ 手术史□＿＿＿＿＿＿＿＿＿＿＿

家族遗传疾病□　请列详情＿＿＿＿＿＿＿脊椎疾病□ 详情＿＿＿＿＿＿＿＿＿＿＿

4. 是否有外伤手术史？

无□　骨折□＿＿＿＿＿＿＿＿　手术史□＿＿＿＿＿＿ 脊椎损伤□＿＿＿＿＿＿＿＿＿＿　3 个月内软组织损伤□ ＿＿＿＿＿＿＿＿　其他□＿＿＿＿＿＿＿＿＿＿＿

营养状况

1. 三餐是否正常？　是□　否□　早饭不吃□　中饭不吃□　晚饭不吃□　时间不正常□

2. 三餐时间：早饭＿＿＿＿＿＿＿＿　中饭＿＿＿＿＿＿＿ 晚饭＿＿＿＿＿＿＿

3. 是否曾经进行节食？　是□　否□　如有请列详情

_____

4. 每周是否进食油炸食物或高脂肪食物？　是□　否□　如有请列详情_____

生活方式

1. 您从事何种职业？_____

2. 工作时间正规？　是□　否□　6~8 小时□　8~10 小时□　>10 小时□

3. 每天上下班使用的交通工具_____

4. 是否经常出差，近期是否有出差打算？_____

5. 对自己的生活质量评价？　一般□　较高□　较差□

6. 每天几点入睡_____　每天睡眠可保证_____小时

7. 爱好：户外运动□　球类运动□　逛街购物□　聚会吃饭□　酒吧 /K 歌□　上网游戏□

其他_____

运动经历

1. 您的生活方式如何？

周末或假期进行运动□　每周进行 1~2 次运动□　经常保持运动□　基本不运动□

2. 您以前是否进行运动？　是□　否□

3. 类型_____　单次运动时间_____　频率_____

4. 是否在其他健身俱乐部运动过？　是□　否□

哪家俱乐部_____　喜欢的项目_____　运动方式_____　是否请过私人教练为您量身制订健身计划？

是□　否□　计划的密集程度？　定期□　不定期□
您满不满意现在的计划成果？　满意□　不满意□
5. 您愿意在一天中哪段时间进行锻炼？＿＿＿＿＿＿＿

健身目的

减少脂肪□　增加肌肉□　孕产理疗□　增加体能□
改善心情□　预防慢性病□　产后恢复□　改善体型□
受伤运动康复□　请列详情＿＿＿＿＿＿＿＿＿＿＿
比赛训练□　　　请列详情＿＿＿＿＿＿＿＿＿＿＿

评估者签名：＿＿＿＿＿＿＿＿＿

签名日期：＿＿＿＿＿＿＿＿＿＿

附录 2 个案管理登记表

个案管理登记表见附表 2-1。

附表 2-1 个案管理登记表

姓名：　　　　诊疗卡号：　　　　年龄：　　　　诊断：

| 检查日期 | 体格检查 | | | | 高雄激素体征 | | | | 性激素六项 | | | | | |
	体重/kg	BMI/(kg/m²)	腰围/cm	臀围/cm	腰臀比	m-FG评分	痤疮评分	黑棘皮症评分	雄激素性脱发程度	E₂	LH	FSH	T	P	PRL

续表

检查日期	体格检查					高雄激素体征				性激素六项					
	体重 /kg	BMI/(kg/m²)	腰围 /cm	臀围 /cm	腰臀比	m-FG评分	痤疮评分	黑棘皮症评分	雄激素性脱发程度	E₂	LH	FSH	T	P	PRL

续表

| 检查日期 | 体格检查 | | | | | 高雄激素体征 | | | | 性激素六项 | | | | | |
	体重 /kg	BMI/(kg/m²)	腰围 /cm	臀围 /cm	腰臀比	m-FG 评分	痤疮评分	黑棘皮症评分	雄激素性脱发程度	E₂	LH	FSH	T	P	PRL

注：E₂ 为雌二醇，LH 为黄体生成素，FSH 为卵泡刺激素，T 为睾酮，P 为孕酮，PRL 为催乳素。

附录3 健康教育手册

一、什么是多囊卵巢综合征?

多囊卵巢综合征(PCOS)是影响女性生殖系统、内分泌系统等的疾病,表现为不孕(持续无排卵)、月经改变(月经不规则、继发性闭经),高雄激素血症(多毛及痤疮)及超声下卵巢改变(包括卵泡个数增多及卵泡增大)等。远期影响为血脂代谢及血糖代谢紊乱、心血管疾病风险增加,影响女性心理及社会行为甚至增加子宫内膜癌的发生风险。

二、如果您有以下这些情况,应尽早就医,进行专业诊断,制定治疗方案。

1. 月经不调表现,如月经稀发、月经不规律和继发性闭经。
2. 高雄激素血症表现,如多毛、痤疮和黑棘皮症等。
3. 超声改变,单侧或双侧窦卵泡(2~9mm)≥12个,间质回声增强及体积 >10cm^3。
4. 不孕时间≥1年,排除男方、子宫及输卵管等因素不孕,怀孕后因黄体功能不足而发生流产。

三、如果您怀疑自身患有PCOS,就医后检查有哪些?

1. 无性生活者行直肠B超,有性生活者行阴道B超,尤其需要进行窦卵泡个数测定或卵泡体积大小的测定。

2. 性激素水平（尤其是雄激素相关指标）测定。

3. 对代谢、心血管和心理等相关系统进行筛查评估,包括血糖、血脂、血压、体重和体脂等。

4. 排除引起月经紊乱及高雄激素血症症状的其他疾病,如甲状腺功能异常、皮质醇增多症等。

5. 必要时进行心理量表评估。

6. 请遵照医生的建议进行相关检查。

四、PCOS 需要治疗吗? 怎么治?

1. 控制体重、平衡膳食、合理运动及行为干预等生活方式的调节是最基本的治疗方法。

2. 对于青春期 PCOS 患者,需要早期发现,早期干预,可以口服孕激素周期治疗,口服避孕药等调整月经周期,预防子宫内膜病变;但是停用药物后,月经及排卵会有可能再次出现紊乱及异常;建议有以下情况时回院就诊:月经周期 <21天或 >45 天、有生育要求时、早期妊娠时。

3. 对于有生育要求的 PCOS 女性,口服避孕药、雌孕激素周期序贯治疗、口服孕激素周期疗法是调整月经周期的最常用方法。

4. 对于不孕的 PCOS 女性,需要使用促排卵药物协助妊娠,妊娠后要有足够的黄体支持;孕期需密切监督随诊,早期发现妊娠期相关合并症,早期治疗;产后仍需密切随诊,做好预防与早期诊断。

5. 对于无生育要求的 PCOS 女性,含孕激素的节育器是调整月经周期的最常用方法,对于抵触节育器者,也可以使用口服避孕药等进行周期治疗;同时需要做好糖尿病、高血压、高血脂和代谢综合征等的筛查及专科管理。

6. 对于围绝经期的 PCOS 患者,更需要重视高雄激素血症表现、子宫内膜癌等疾病的筛查。

7. 对于有高雄激素血症表现的 PCOS 患者,短效口服避孕药、螺内酯等是常用的治疗方式。

8. 对于肥胖的 PCOS 患者,减重及饮食调节是最基本的治疗,二甲双胍等药物治疗也应遵医嘱使用。

9. 口服避孕药、雌孕激素周期治疗一般选用天然雌激素和孕激素,不同的人群(尤其是青春期 PCOS 患者)适合的雌孕激素种类不同,用量也有差异,需谨遵医嘱用药。

五、PCOS 如果不治疗有什么危害?

1. 因为 PCOS 的机制未完全明确,目前仍无法根治,需要终身管理。PCOS 在女性的不同阶段,会不同程度地影响外貌及美观(肥胖、多毛、痤疮和黑棘皮症等)、女性生殖系统(月经紊乱、生育能力、妊娠期合并症和生殖系统恶性肿瘤等)、内分泌系统(血糖、血脂和雄激素等激素代谢)、心血管系统(血压)、呼吸系统(睡眠呼吸暂停综合征)、心理(抑郁、焦虑等)等各方面的疾病。

2. 青春期 PCOS 女性可能会出现多毛、痤疮等情况,影响颜值;容易肥胖,有"喝水都胖"的烦恼;也可能出现月经紊乱的情况,影响生活质量,造成心理负担。

3. 育龄期 PCOS 女性,可能会出现不孕、流产等情况,影响家庭和谐;长期不孕的女性患子宫内膜癌的风险增高。

4. PCOS 女性怀孕后,可能会出现妊娠糖尿病、子痫前期、子痫和早产等。

5. PCOS 女性产后,代谢疾病可能进一步发展,孕期如有妊娠糖尿病可能进展成 2 型糖尿病。

六、推荐健康的生活方式

1. 运动干预　是 PCOS 患者首选的治疗方式。最佳锻炼方式是每周至少 3~5 次，每次至少 30 分钟，强度达中等。另外，每周增加 2 次额外的抗阻力练习会得到更多的益处。推荐以下运动方式：游泳、跳绳和慢跑等。对于"胖多囊"，运动的主要目标是改善身体脂肪分布及减重，体重下降 5%~10%。建议每周累计进行至少 150 分钟中等强度（达到最大心率的 50%~70%）的运动，以有氧运动为主，每次 20~60 分钟，视运动强度而定。对于"瘦多囊"，运动的主要目标是增加身体肌肉含量，改善体脂分布，改善胰岛素抵抗。

2. 行为干预　行为干预包括对肥胖认知和行为两方面的调节。行为调节包括生活习惯的调整，如不吸烟、少喝酒和少喝咖啡等；同时要做好心理调整，如去除压力、焦虑、抑郁等不良情绪等。这些都能纠正不良的生活习惯，对于巩固饮食及运动疗法的效果、防止体重反弹有着重要作用，必要时可以寻求心理科医生的帮助。行为干预能使传统的饮食控制或运动的措施更有效。

3. 饮食　宜以高蛋白、低碳水化合物、少盐和低糖为主，多食蔬菜、水果、豆制品。总能量的控制及膳食结构的合理化是关键，推荐碳水化合物占 45%~60%，并选择低血糖生成指数（GI）食物；脂肪占 20%~30%，其中以单不饱和脂肪酸为主，饱和及多不饱和脂肪酸均应小于 10%；蛋白质占 15%~20%，以植物蛋白、乳清蛋白为主；同时要摄入丰富的维生素、矿物质及膳食纤维。具体的饮食结构可以咨询临床营养科医生。

七、关于口服避孕药等激素治疗,您在担心什么?

1. 会发胖吗?

雌孕激素不是平时所说的糖皮质激素,糖皮质激素容易导致发胖。而雌孕激素是性激素,是维持女性生理功能的激素。请遵医嘱选择药物。

2. 口服避孕药会导致乳腺癌、卵巢癌、宫颈癌等癌症吗?

口服避孕药可以减少卵巢癌、子宫内膜癌和乳腺癌等的发生,但宫颈癌的发生可能增加,与未采用避孕套进行性生活有关。

3. 口服避孕药有什么副作用?

(1)最常见为不规则阴道流血,尤其是在服用屈螺酮炔雌醇片(Ⅱ)的前几天可能会出现少许阴道褐色分泌物,请勿担心,可以继续服药,随着药物的作用,出血会逐渐停止。

(2)恶心感、乳房胀痛等类早孕反应、头痛等,随着药物的继续服用,此类作用会逐渐减弱;可以在睡前服药,晚餐减少油腻食物的摄入。

(3)情绪不稳定,可以多运动、改善睡眠质量、提高调控情绪的能力。

(4)其他不良反应,请仔细查阅对应药物的说明书。

4. 服用短效口服避孕药的注意事项有哪些?

(1)服用期间,请不要自行用药,亦不要自行增减药量或漏服,否则会出现阴道异常出血等情况,如果漏服药物,应在想起时立即服药(24 小时内)。

(2)如因其他疾病需要用药治疗,应详细告知医生正在服用的激素药物种类和剂量。

（3）请尽量在每日的同一时间段服药,以发挥药物的最大效果;在服药期间,请勿吸烟,适当运动,保持良好睡眠及心情愉悦。

（刘明星　许　培　刘　贞　邓美莲）

附录4 妇科内分泌常用的实验室检查项目参考值

一、血常规（附表4-1）

附表4-1 血常规常见指标参考值

项目名称	参考值	单位
白细胞计数（WBC）	3.5~9.5	$\times 10^9/L$
中性粒细胞总数（NEU）	1.8~6.3	$\times 10^9/L$
中性粒细胞百分数（NEU%）	40~75	%
淋巴细胞总数（LY）	1.1~3.2	$\times 10^9/L$
淋巴细胞百分数（LY%）	20~50	%
单核细胞总数（MONO）	0.1~0.6	$\times 10^9/L$
单核细胞百分数（MONO%）	3~10	%
嗜酸性粒细胞总数（EOS）	0.02~0.52	$\times 10^9/L$
嗜酸性粒细胞百分数（EOS%）	0.4~8	%
嗜碱性粒细胞总数（BASO）	0.00~0.06	$\times 10^9/L$
嗜碱性粒细胞百分比（BASO%）	0~1	%
红细胞（RBC）	3.8~5.1	$\times 10^{12}/L$
血红蛋白（HGB）	115~150	g/L
红细胞压积（HCT）	35~45	%

项目名称	参考值	单位
红细胞平均容积（MCV）	82~100	fl
红细胞平均血红蛋白（MCH）	27~34	pg
红细胞平均血红蛋白浓度（MCHC）	316~354	g/L
红细胞分布宽度（RDW）	11.6~14.8	%
红细胞分布宽度 -SD（RDW-SD）	37.1~49.2	fl
血小板（Plt）	125~350	$\times 10^9$/L
平均血小板容积（MPV）	6~12	fl
平均血小板比容（Pct）	0.10~0.29	%
血小板分布宽度（PDW）	15.3~20.5	10（GSP）

二、性激素六项（附表 4-2）

附表 4-2　性激素六项参考值

项目名称	参考值	单位
雌二醇（E_2）	卵泡期：114~332 排卵期：222~1 959 黄体期：222~854 绝经后：<18.4~505.0 妊娠早期：563.0~11 902.0 妊娠中期：5 729.0~78 098.0 妊娠晚期：31 287~>110 100	pmol/L
卵泡刺激素（FSH）	卵泡期：3.5~12.5 排卵期：4.7~21.5 黄体期：1.7~7.7 绝经期：25.8~134.8	IU/L

项目名称	参考值	单位
黄体生成素（LH）	卵泡期：2.4~12.6	IU/L
	排卵期：14.0~95.6	
	黄体期：1.0~11.4	
	绝经期：7.7~58.5	
孕酮（P）	卵泡期：<0.159~0.616	nmol/L
	排卵期：0.175~13.2	
	黄体期：13.1~46.3	
	绝经期：<0.159~0.401	
	妊娠早期：35~141	
	妊娠中期：80.8~265	
	妊娠晚期：187~679	
睾酮（T）	0.29~1.67	nmol/L
催乳素（PRL）	非孕期：4.79~23.3	ng/ml

三、胰岛素释放试验（附表 4-3）

附表 4-3　胰岛素释放试验相关指标参考值

项目名称	参考值	单位
空腹胰岛素	3.7~12.8	mU/L
餐后 1 小时胰岛素	19.8~60.2	mU/L
餐后 2 小时胰岛素	8.9~38.3	mU/L
餐后 3 小时胰岛素	4.2~13.6	mU/L

四、口服葡萄糖耐量试验（附表 4-4）

附表 4-4　口服葡萄糖耐量试验相关指标参考值

项目名称	参考值	单位
空腹血糖	3.90~6.10	mmol/L
1 小时血糖	7.80~9.00	mmol/L
2 小时血糖	0~7.80	mmol/L
3 小时血糖	3.05~6.38	mmol/L

五、甲状腺功能测定（附表 4-5）

附表 4-5　甲状腺功能相关指标参考值

项目名称	参考值	单位
游离 T_3	2.43~6.01	pmol/L
促甲状腺素	0.35~4.94	mIU/L
游离 T_4	9.01~19.05	pmol/L

六、体检组合（附表 4-6）

附表 4-6　体检组合相关指标参考值

项目名称	参考值	单位
丙氨酸转移酶（ALT）	7~40	U/L
天冬氨酸转移酶（AST）	13~35	U/L
尿素（urea）	2.6~7.5	mmol/L
肌酐（creatine）	41~73	μmol/L
尿酸（UA）	155~357	μmol/L

续表

项目名称	参考值	单位
血糖（GLU）	3.90~6.10	mmol/L
总胆固醇（TC）	<5.18	mmol/L
甘油三酯（TG）	0~1.7	mmol/L
肾小球滤过率（GFR）	≥90	ml/（min·1.73m^2）
低密度脂蛋白胆固醇（LDL-C）	0~3.37	mmol/L
高密度脂蛋白胆固醇（HDL-C）	1.03~1.55	mmol/L

七、相关激素（附表 4-7）

附表 4-7　相关激素参考值

项目名称	参考值	单位
性激素结合球蛋白（SHBG）	19.8~146.2	nmol/L
脱氢表雄酮（DHEA）	15~19 岁：61.2~493.6	μg/dl
	20~24 岁：134.2~407.4	
	25~34 岁：95.8~511.7	
	35~44 岁：74.8~410.2	
	45~54 岁：56.2~282.9	
硫酸脱氢表雄酮（DHEAS）	11~14 岁：33.9~280.00	μg/dl
	15~19 岁：65.10~368.00	
	20~24 岁：148.00~407.0	
	25~34 岁：98.80~340.00	
	35~44 岁：60.90~337.00	
	45~54 岁：35.40~256.00	
	55~64 岁：18.90~205.00	
	65~70 岁：9.40~246.00	
	75~100 岁：12.00~154.0	

续表

项目名称	参考值	单位
17α- 羟孕酮	卵泡期 : 0.05~1.02	ng/ml
	排卵期 : 0.1~1.4	
	黄体期 : 0.3~2.34	
	绝经后 : 0~0.93	
	妊娠晚期 : 2.28~9.24	
	婴儿 : 0.82~16.63	
	儿童 : 0~2.32	
抗米勒管激素（AMH）	0.33~12.53	ng/ml

八、其他相关检验（附表 4-8）

附表 4-8　其他相关检验指标参考值

项目名称	参考值	单位
总维生素 D	中毒 : >150	ng/ml
	过量 : 101~150	
	正常 : 20~100	
	不足 : 12~19	
	缺乏 : <12	
糖化血红蛋白（HbA$_{1c}$）	4~6	%

（张宇宏　赵翠贤）

附录5　血糖生成指数表

1. 糖类食物的血糖生成指数见附表 5-1。

附表 5-1　糖类的血糖生成指数

编号	食物名称	GI	编号	食物名称	GI
1	葡萄糖	100	7	蜂蜜	73
2	绵白糖	84	8	胶质软糖	80
3	蔗糖	65	9	巧克力	49
4	果糖	23	10	MM 巧克力	32
5	乳糖	46	11	方糖	65
6	麦芽糖	105			

2. 谷物及其制品的血糖生成指数见附表 5-2。

附表 5-2　谷物及其制品的血糖生成指数

编号	食物名称	GI	编号	食物名称	GI
12	*小麦（整粒煮）	41	15	*面条（全麦粉,细）	37
13	*粗麦粉（蒸）	65	16	*面条（白细,煮）	41
14	*面条（强化蛋白质,细煮）	27	17	*面条（硬质小麦粉,细煮）	55

编号	食物名称	GI	编号	食物名称	GI
18	*线面条（实心，细）	35	32	大米粥	69
19	*通心面（管状，粗）	45	33	大米饭（籼米，糙米）	71
20	面条（小麦粉，硬，扁粗）	46	34	大米饭（粳米，糙米）	78
21	面条（硬质小麦粉，加鸡蛋，粗）	49	35	大米饭（籼米，精米）	82
22	面条（硬质小麦粉，细）	55	36	大米饭（粳米，精米）	90
23	面条（挂面，全麦粉）	57	37	*黏米饭（含直链淀粉高，煮）	50
24	面条（挂面，精制小麦粉）	55	38	*黏米饭（含直链淀粉低，煮）	88
25	馒头（全麦粉）	82	39	黑米饭	55
26	馒头（精制小麦粉）	85	40	速冻米饭	87
27	馒头（富强粉）	88	41	糯米饭	87
28	烙饼	80	42	大米糯米粥	65
29	油条	75	43	黑米粥	42
30	稻麸	19	44	大麦（整粒，煮）	25
31	*米粉	54	45	大麦粉	66
			46	黑麦（整粒，煮）	34
			47	玉米（甜，煮）	55

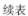

续表

编号	食物名称	GI	编号	食物名称	GI
48	玉米面（粗粉，煮）	68	62	糜子饭（整粒）	72
			63	燕麦饭（整粒）	42
49	玉米面粥	50	64	*燕麦片粥	55
50	玉米糁粥	51	65	*即食燕麦粥	79
51	玉米饼	46	66	白面包	75
52	玉米片（市售）	79	67	全麦/全麦面包	74
53	玉米片（高纤维，市售）	74	68	面包（未发酵小麦）	70
54	小米（煮）	71	69	印度卷饼	62
55	小米粥	60	70	薄煎饼（美式）	52
56	米饼	82	71	意大利面（精制面粉）	49
57	荞麦（黄）	54			
58	荞麦面条	59	72	意大利面（全麦）	48
59	荞麦面馒头	67	73	乌冬面	55
60	燕麦麸	55	74	饼干（小麦片）	69
61	莜麦饭（整粒）	49			

注：*表示引自国外数据。

3. 薯类、淀粉及其制品的血糖生成指数见附表 5-3。

附表 5-3 薯类、淀粉及其制品的血糖生成指数

编号	食物名称	GI	编号	食物名称	GI
75	马铃薯	62	82	马铃薯粉条	13.6
76	*马铃薯（煮）	66	83	马铃薯片（油炸）	60
77	*马铃薯（烤）	60	84	炸薯条	60
78	*马铃薯（蒸）	65	85	甘薯（山芋）	54
79	*马铃薯（用微波炉烤）	62	86	甘薯（红，煮）	77
80	*马铃薯（烧烤，无油脂）	85	87	藕粉	33
			88	苕粉	35
81	*马铃薯泥	87	89	粉丝汤/豌豆	32

注：*表示引自国外数据。

4. 豆类及奶制品的血糖生成指数见附表 5-4。

附表 5-4 豆类及奶制品的血糖生成指数

编号	食物名称	GI	编号	食物名称	GI
90	黄豆（浸泡）	18	95	豆腐干	24
91	黄豆（罐头）	14	96	绿豆	27
92	黄豆挂面（有面粉）	67	97	绿豆挂面	33
			98	蚕豆（五香）	17
93	豆腐（炖）	32	99	扁豆	38
94	豆腐（冻）	22	100	扁豆（红，小）	26

编号	食物名称	GI	编号	食物名称	GI
101	扁豆（绿，小）	30	110	*咖喱鹰嘴豆（罐头）	41
102	扁豆（绿，小，罐头）	52	111	*青刀豆	39
103	小扁豆汤（罐头）	44	112	青刀豆（罐头）	45
104	利马豆（棉豆）	31	113	*豌豆	42
105	利马豆（加5g蔗糖）	30	114	黑马诺豆	46
106	利马豆（加10g蔗糖）	31	115	黑豆汤	46
107	利马豆（嫩，冷冻）	32	116	四季豆	27
108	鹰嘴豆	33	117	四季豆（高压处理）	34
109	鹰嘴豆（罐头）	42	118	*四季豆（罐头）	52
			119	*芸豆	24

注：*表示引自国外数据。

5. 蔬菜类的血糖生成指数见附表5-5。

附表 5-5　蔬菜类的血糖生成指数

编号	食物名称	GI	编号	食物名称	GI
120	*甜菜	64	124	山药（薯蓣）	51
121	胡萝卜（金笋）	71	125	雪魔芋	17
122	南瓜（倭瓜、番瓜）	75	126	芋头（蒸芋苨/毛芋）	48
123	麝香瓜	65	127	朝鲜笋	15

编号	食物名称	GI	编号	食物名称	GI
128	芦笋	15	135	莴笋（各种类型）	15
129	绿菜花	15	136	生菜	15
130	菜花	15	137	青椒	15
131	芹菜	15	138	西红柿	15
132	黄瓜	15	139	菠菜	15
133	茄子	15	140	*胡萝卜（煮）	39
134	鲜青豆	15			

注:*表示引自国外数据。

6. 水果类及其制品的血糖生成指数见附表 5-6。

附表 5-6　水果类及其制品的血糖生成指数

编号	食物名称	GI	编号	食物名称	GI
141	苹果	36	148	杏罐头,含淡味果汁	64
142	梨	36			
143	桃	28	149	李子	24
144	桃（罐头,含果汁）	30	150	樱桃	22
			151	葡萄	43
145	桃（罐头,含糖浓度低）	52	152	葡萄干	64
			153	葡萄（淡黄色,小,无核）	56
146	桃（罐头,含糖浓度高）	58			
			154	猕猴桃	52
147	杏干	31	155	柑（橘子）	43

编号	食物名称	GI	编号	食物名称	GI
156	柚	25	161	香蕉	52
157	巴婆果	58	162	香蕉(生)	30
158	菠萝	66	163	西瓜	72
159	芒果	55	164	哈密瓜	70
160	芭蕉(甘蕉、板蕉)	53	165	枣	42
			166	*草莓酱(果冻)	49

注:* 表示引自国外数据。

7. 种子类的血糖生成指数见附表 5-7。

附表 5-7 种子类的血糖生成指数

编号	食物名称	GI
167	花生	14
168	腰果	25

8. 乳及乳制品的血糖生成指数见附表 5-8。

附表 5-8 乳及乳制品的血糖生成指数

编号	食物名称	GI	编号	食物名称	GI
169	牛奶	27.6	171	牛奶(加人工甜味剂和巧克力)	24
170	牛奶(加糖和巧克力)	34	172	全脂牛奶	27

编号	食物名称	GI	编号	食物名称	GI
173	脱脂牛奶	32	180	酸乳酪（低脂）	33
174	低脂奶粉	11.9	181	酸乳酪（低脂，加人工甜味剂）	14
175	降糖奶粉	26			
176	老年奶粉	40	182	豆奶	19
177	克糖奶粉	47.6	183	冰淇淋	51
178	酸奶（加糖）	48	184	酸奶（水果）	41
179	酸乳酪（普通）	36	185	豆奶	34

9. 速食食品的血糖生成指数见附表 5-9。

附表 5-9　速食食品的血糖生成指数

编号	食物名称	GI	编号	食物名称	GI
186	大米（即食，煮1min）	46	194	*可可米	77
			195	*卜卜米	88
187	大米（即食，煮6min）	87	196	*比萨饼（含乳酪）	60
			197	汉堡包	61
188	小麦片	69	198	白面包	88
189	燕麦片（混合）	83	199	面包（全麦粉）	69
190	荞麦方便面	53	200	面包（粗面粉）	64
191	即食羹	69	201	面包（黑麦粉）	65
192	营养饼	66	202	面包（小麦粉，高纤维）	68
193	*全麦维	42			

编号	食物名称	GI	编号	食物名称	GI
203	面包（小麦粉，去面筋）	70	213	新月形面包	67
204	*面包（小麦粉，含水果干）	47	214	棍子面包	90
205	面包（50%~80%碎小麦粒）	52	215	燕麦粗粉饼干	55
206	面包（75%~80%大麦粒）	34	216	油酥脆饼干	64
207	面包（50%大麦粒）	46	217	高纤维黑麦薄脆饼干	65
208	*面包（80%~100%大麦粉）	66	218	竹芋粉饼干	66
209	*面包（黑麦粒）	50	219	小麦饼干	70
210	*面包（45%~50%燕麦麸）	47	220	苏打饼干	72
211	*面包（80%燕麦粒）	65	221	格雷厄姆华饼干	74
212	*面包（混合谷物）	45	222	华夫饼干	76
			223	香草华夫饼干	77
			224	膨化薄脆饼干	81
			225	闲趣饼干	47
			226	牛奶香脆	39
			227	酥皮糕点	59
			228	爆玉米花	55

注：*表示引自国外数据。

10. 饮料类的血糖生成指数见附表 5-10。

附表 5-10　饮料类的血糖生成指数

编号	食物名称	GI	编号	食物名称	GI
229	苹果汁	41	235	橘子汁	57
230	水蜜桃汁	33	236	可乐饮料	40
231	巴梨汁（罐头）	44	237	芬达软饮料	68
232	菠萝汁（不加糖）	46	238	啤酒（澳大利亚产）	66
233	柚子果汁（不加糖）	48	239	冰淇淋	61
234	橙汁（纯果汁）	50	240	冰淇淋（低脂）	50

11. 混合膳及其他食物的血糖生成指数见附表 5-11。

附表 5-11　混合膳及其他食物的血糖生成指数

编号	食物名称	GI	编号	食物名称	GI
241	馒头＋芹菜炒鸡蛋	49	247	硬质小麦粉肉馅馄饨	39
242	馒头＋酱牛肉	49	248	牛肉面	89
243	馒头＋黄油	68	249	米饭＋鱼	37
244	饼＋鸡蛋炒木耳	48	250	米饭＋芹菜炒猪肉	57
245	饺子（三鲜）	28	251	米饭＋炒蒜苗	58
246	包子（芹菜猪肉）	39	252	米饭＋蒜苗炒鸡蛋	68

续表

编号	食物名称	GI	编号	食物名称	GI
253	米饭＋红烧猪肉	73	257	牛奶蛋糊（牛奶＋淀粉＋糖）	65
254	玉米粉加入人造黄油（煮）	69	258	二合面窝头（玉米面＋面粉）	43
255	猪肉炖粉条	17	259	黑五类粉	58
256	西红柿汤	38			

（张宇宏　赵翠贤）

附录6 妇科内分泌疾病辅助运动治疗处方表

课程安排见附表6-1。

附表6-1 课程安排表

姓名：	年龄： 岁	运动类型:减脂 增肌 安神 孕产 盆底
冥想 5~7 分钟 热身体式练习 5~10 分钟 相应体式练习 40 分钟 休息术 3~10 分钟		
建议:1. 进食后 1 小时开始运动;2. 运动中保持自然呼吸;3. 每周 3~5 次运动,效果最好;4. 专业人员评估后开始进行相关运动。		

运动打卡表见附表 6-2。

附表 6-2　运动打卡表

时间	星期一	星期二	星期三	星期四	星期五	星期六	星期日
运动时长 /min							

参考文献

［1］谢幸,孔北华,段涛.妇产科学［M］.9版.北京:人民卫生出版社,2018.

［2］FERRIMAN D,GALLWEY J D. Clinical assessment of body hair growth in women［J］. J Clin Endocrinol Metab, 1961, 21(11): 1440-1447.

［3］ZHAO X M, NI R M, LI L, et al. Defining hirsutism in Chinese women: a cross-sectional study［J］. Fertil Steril, 2011, 96(3): 792-796.

［4］中国医师协会皮肤科医师分会《中国痤疮治疗指南》专家组.中国痤疮治疗指南(讨论稿)［J］.临床皮肤科杂志,2008,37(5):339-342.

［5］HAN S, HONG Y G. The inverted nipple: its grading and surgical correction［J］. Plast Reconstr Surg, 1999, 104(2): 389-397.

［6］多囊卵巢综合征诊治路径专家共识编写组.多囊卵巢综合征诊治路径专家共识［J］.中华生殖与避孕杂志,2023,43(4):337-345.

［7］赵辨.中国临床皮肤病学［M］.2版.南京:江苏凤凰科学技术出版社,2017.

［8］HUD J A JR, COHEN J B, WAGNER J M, et al. Prevalence and significance of acanthosis nigricans in an adult obese population［J］. Arch Dermatol, 1992, 128(7): 941-944.

［9］LUDWIG E. Classification of the types of androgenetic alopecia (common baldness) occurring in the female sex［J］. Br J Dermatol, 1977, 97(3): 247-254.

［10］MARSHALL W A, TANNER J M. Variations in pattern of pubertal changes in girls［J］. Arch Dis Child, 1969, 44（235）: 291-303.

［11］张萌萌,林华,徐又佳,等. 骨质疏松分级诊疗政策解读及方案专家共识［J］. 中国骨质疏松杂志, 2022, 28（7）: 937-941.

［12］WANG W, BIAN Q, ZHAO Y, et al. Reliability and validity of the Chinese version of the Patient Health Questionnaire（PHQ-9）in the general population［J］. Gen Hosp Psychiatry, 2014, 36（5）: 539-544.

［13］MANKOVÁ D, DUDYSOVÁ D, NOVÁK J, et al. Reliability and validity of the Czech version of the Pittsburgh Sleep Quality Index in patients with sleep disorders and healthy controls［J］. Biomed Res Int, 2021: 5576348.

［14］王陇德. 健康管理师［M］. 2 版. 北京: 人民卫生出版社, 2020.

［15］THAKUR D, SAURABH SINGH D S, TRIPATHI D M, et al. Effect of yoga on polycystic ovarian syndrome: a systematic review［J］. Bodyw Mov Ther, 2021, 27: 281-286.

［16］NIDHI R, PADMALATHA V, NAGARATHNA R, et al. Effects of a holistic yoga program on endocrine parameters in adolescents with polycystic ovarian syndrome: a randomized controlled trial［J］. Altern Complement Med, 2013, 19（2）: 153-160.

［17］RATNAKUMARI M E, MANAVALAN N, SATHYANATH D, et al. Study to evaluate the changes in polycystic ovarian morphology after naturopathic and yogic interventions［J］. Int J Yoga, 2018, 11（2）: 139-147.

［18］PATEL V, MENEZES H, MENEZES C, et al. Regular mindful yoga practice as a method to improve androgen levels in women with polycystic ovary syndrome: a randomized, controlled trial［J］. J Am

Osteopath Assoc, 2020, 120（5）: 323-335.

［19］简·约翰逊.体态评估操作指南［M］.陈方灿,江昊妍,译.天津: 天津科技翻译出版公司: 2017.

［20］李红梅,张一民,赵丽,等.体脂过多女大学生练习流瑜伽的能量消耗及减脂效果研究［J］.中国运动医学杂志, 2021, 40（08）: 614-619.

［21］刘兰娟,韩斌,刘成,等.瑜伽对产前抑郁症干预作用及机制的研究进展［J］.中国体育科技, 2023, 59（01）: 44-50.

［22］中华医学会妇产科学分会妇科内分泌学组.异常子宫出血诊断与治疗指南（2022更新版）［J］.中华妇产科杂志, 2022, 57（07）: 481-490.

［23］潘琴芳.孕前优生健康检查及指导对孕妇妊娠结局的影响［J］.中国保健营养, 2016, 26（26）: 263-264.

［24］中国营养学会膳食指南修订专家委员会妇幼人群膳食指南修订专家工作组.孕期妇女膳食指南［J］.中华围产医学杂志, 2016, 19（9）: 641-648.

［25］中国妇幼保健协会妊娠合并糖尿病专业委员会,中华医学会妇产科学分会产科学组.妊娠期运动专家共识（草案）［J］.中华围产医学杂志, 2021, 24（09）: 641-645.

［26］MINKIN M J. Menopause: hormones, lifestyle, and optimizing aging［J］. Obstet Gynecol Clin North Am, 2019, 46（3）: 501-514.

［27］中华医学会妇产科学分会绝经学组.中国绝经管理与绝经激素治疗指南2023版［J］.中华妇产科杂志, 2023, 58（1）: 4-21.

［28］绝经生殖泌尿综合征临床诊疗专家共识专家组.绝经生殖泌尿综合征临床诊疗专家共识［J］.中华妇产科杂志, 2020, 55（10）: 659-666.

［29］JOFFE H, DE WIT A, COBORN J, et al. Impact of estradiol

variability and progesterone on mood in perimenopausal women with depressive symptoms[J]. J Clin Endocrinol Metab, 2020, 105(3): e642-e650.

[30]《中国老年骨质疏松症诊疗指南(2018)》工作组, 中国老年学和老年医学学会骨质疏松分会, 马远征, 等. 中国老年骨质疏松症诊疗指南(2018)[J]. 中华健康管理学杂志, 2018, 12(6): 484-509.

[31] 杨月欣, 中国疾病预防控制中心营养与健康所. 中国食物成分表: 标准版(第一册)[M]. 6版. 北京: 北京大学医学出版社, 2018.

[32]《原发性骨质疏松症社区诊疗指导原则》编写组. 原发性骨质疏松症社区诊疗指导原则[J]. 中国全科医学, 2019, 22(10): 1125-1132.

[33] 中国营养学会. 中国居民膳食营养素参考摄入量(2023版)[M]. 北京: 人民卫生出版社, 2023.

[34] 国家卫生健康委员会. 妊娠期妇女体重增长推荐值标准: WS/T 801—2022[S/OL]. (2022-07-28)[2023-12-04]. http://www.nhc.gov.cn/wjw/fyjk/202208/864ddc16511148819168305d3e576de9.shtml.